108번의 내려놓음

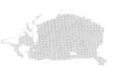

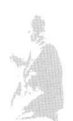

인생을 변화시키는 하루 15분의 건강혁명
108번의 내려놓음

1판 1쇄 발행 2009년 1월 29일
1판 12쇄 발행 2015년 3월 20일

지은이 KBS〈생로병사의 비밀〉제작진(대표 저자 표만석)

발행인 양원석
본부장 김순미
해외저작권 황지현, 지소연
제작 문태일, 김수진
영업마케팅 김경만, 임충진, 이영인, 김민수, 장현기, 송기현, 정미진, 최경민, 이선미

펴낸 곳 ㈜알에이치코리아
주소 서울시 금천구 가산디지털2로 53, 20층(가산동, 한라시그마밸리)
편집문의 02-6443-8842 **구입문의** 02-6443-8838
홈페이지 http://rhk.co.kr
등록 2004년 1월 15일 제2-3726호

ⓒKBS 생로병사의 비밀 제작진, 2009

ISBN 978-89-255-3151-9 (13690)

※ 이 책은 ㈜알에이치코리아가 저작권자와의 계약에 따라 발행한 것이므로
  본사의 서면 허락 없이는 어떠한 형태나 수단으로도 이 책의 내용을 이용하지 못합니다.
※ 잘못된 책은 구입하신 서점에서 바꾸어 드립니다.
※ 책값은 뒤표지에 있습니다.

RHK 는 랜덤하우스코리아의 새 이름입니다.

108번의 내려놓음

인생을 변화시키는 하루 15분의 건강혁명

KBS 생로병사의 비밀 제작진 지음

알에이치코리아

차례

프롤로그 • 08
추천사 • 14

1장 인생을 변화시키는 건강혁명, 108배

1. 새해 아침을 3000배로 시작하는 사람들 · 19
2. 나를 내려놓으면 건강이 찾아온다 · 24
3. 108배가 직장문화를 바꾼다 · 27
4. 절을 하다 보면 절 예찬론자가 된다 · 32
5. 반신 마비에서 목 디스크까지 108배의 놀라운 치유 사례 · 46
6. 의학적으로 알아보는 108배의 수수께끼 · 53

■ 108배 더 알아보기 1 – 복식호흡 없이는 108배도 없다

2장 과학으로 검증하는 108배의 비밀

1. 108배가 당뇨병 치료를 돕는다? · 63
   실험 : 108배 운동과 걷기 운동이 당뇨병에게 미치는 영향 비교
   108배가 걷기 운동보다 혈당수치를 더 많이 낮춘다
   108배는 혈당 등락폭의 변화를 적게 한다
   108배는 스트레스 지수를 낮춰 당뇨병 치료에 도움을 준다
   당뇨병 환자를 위한 효과적인 운동법
   108배는 명상 효과도 얻는 복합운동이다

2. 108배는 뇌 계발과 스트레스 해소에 탁월하다? · 78
   108배와 수승화강
   실험 : 복식호흡과 흉식호흡이 체열에 미치는 변화 비교
   심신 안정과 뇌 활성화에 도움을 준다
   신체의 항상성을 유지해준다
   집중력을 키워준다
   겸손함을 가르쳐준다

   ■ **특별한 실험** – 108배로 과잉행동장애(ADHD)를 극복하다

3장 뇌와 몸을 깨우는 108배의 놀라운 치유력

1. 절이란 무엇인가? · 113
2. 뇌를 깨우는 108배 · 120
   오랜 수행자들이 말하는 명상 효과와 체험
   108배가 두뇌에 미치는 영향
   실험 : 일반인의 뇌와 108배 수련자의 뇌는 어떻게 다를까?
   108배는 내면성찰, 감정조절, 스트레스 대처능력을 키운다
3. 성인병 예방과 치료에 탁월한 108배 · 131
   성인병 예방의 특효, 108배
   당뇨 : 108배는 혈당을 낮추고 혈당폭을 줄여준다
   스트레스 예방 : 저강도 유산소 운동과 명상효과의 선물
   고혈압 : 의학적으로 밝혀진 고혈압 치료 효과
   관절염 : 108배만의 전신운동이 관절을 지킨다
   만성피로 : 피로할 때 108배를 하면 오히려 피로가 풀린다
4. 집중력을 키워주는 108배 · 143
   뇌파 분석으로 찾아낸 108배의 집중력 향상 효과
   실험 : 108배를 하면 집중력이 올라갈까?
   108배를 하면 집중력이 30% 이상 높아진다

5. 전신운동, 완전운동 108배 · 150
      저강도 유산소 운동의 놀라운 효과들
      걷기 운동보다 다리근육 증가에 더욱 효과적이다
      108배로 지키는 척추와 관절
   6. 다이어트에 효과적인 108배 · 159
      절 수행자들 중에는 비만자를 찾을 수 없다
      108배의 열량소모는 축구나 테니스와 비슷하다
   ■ 108배 더 알아보기 2 – 함께 하면 더욱 좋은 108배

4장 가장 손쉽고 가장 올바른 108배 수련법

   1. 잘못된 108배가 건강을 망친다 · 173
   2. 복식호흡이 생명이다 · 178
   3. 여섯 동작으로 배우는 108배 수련법 · 184
   ■ 108배 더 알아보기 3 – 효과적인 108배를 위한 상식

5장 108배의 궁금증을 풀어주는 108배 Q&A

   ■ 108배 더 알아보기 4 – 108배를 하면서 수를 세는 방법

프롤로그

108배로 시작하는
자기관리, 건강관리

나에게는 올해 당뇨병으로 75세에 돌아가신 이모님이 계시다. 내가 어릴 때 맛난 과자도 사주시고, 내가 좋아하는 잡채, 부침개 등을 만들어주시곤 하셨다. 그렇게 나를 귀여워해주시던 이모님이 말년에 당뇨병으로 병원에 누워 고생하시는 모습을 보면서 내가 아무것도 해드릴 수 없는 처지를 한탄했었다.

그후로 당뇨병으로 고생하는 이웃들을 많이 보게 되었다. 해결책이 없을까? 당뇨병은 알다시피 생활습관병이다. 이것은 생활습관만 바꾸면 고칠 수 있다는 말이다. 신은 먹고사는 문제에서 벗어난 인류에게 또 다른 시험을 주셨다.

그것은 자기관리다. 먹고사는 문제를 제대로 관리하는 것이 중요하다는 의미다. 우리는 산업혁명 이후 정보의 홍수 속에 산다. 편리하기도 하지만 무섭기도 하다. 대통령을 뽑을 만큼 위력을 발휘하기도 하지만, 국민배우를 자살하게 할 만큼 부정적인 면도 있다. 그만큼 자기관리가 중요하다. 자동차가 현대생활의 편리함을 가져왔지만 가속페달을 밟을 때는 도로 상황을 확인해야 하는 것과 같은 이치다.

생활습관병은 우리가 어떤 일에 도를 지나쳤을 때, 인체가 우리에게 주는 경고음이다. 그 병이 생긴 것이 그 사람 자신의 탓이든 외부 환경의 탓이든 간에 그 상황을 벗어나라는 인체의 경고 메시지다. 이 책은 그런 잘못된 상황에서 벗어나는 방법을 고민한 결과물이라고 할 수 있다.

몇 년 전 한 여인의 미술 전시회를 간 적이 있었다. 그녀가 경험한 인식의 세계를 그림으로 형상화한 전시회였다. 나는 미술에는 조예가 없었지만 화폭 가득 넘쳐나는 화가의 자유로운 정신세계에 즐거움을 느끼고 있었다.

"이 그림이 얼마에 팔릴 것 같습니까?" 그때, 미술관에 온 누군가가 내게 물었다. 그림에 눈을 고정하고 있던 나는 "글쎄요. 한 500만 원?" 그는 화를 내는 듯한 말투로 "그림 볼 줄 모르시네. 최소한 3천만 원은 넘어요." 나는 사실 그림보다는 그 그림을 그린 화가를 만나러 왔었다. 그 화가는 바로 뇌성마비를 딛고 훌륭한 화가로 거듭나고 있는 32세의 한경혜 씨였다. 다섯 살 때 성철스님을 만난 이후 매일 1000배를 한다는 그녀. 나는 그녀를 이번 방송에 출연시키고 싶었다. 뇌성마비를 극복한 그녀는 과연 어떤 인물일까? 처음 보는 그녀의 얼굴은 편안하다 못해 아주 어린애처럼 맑았다. 악수하는 손, 그림을 설명하는 말투, 걸음걸이가 그렇게 편해 보일 수 없었다. 한눈에도 자기관리를 철저히 했음이 느껴졌다.

"이렇게 그림을 그릴 수 있도록 이어준 연결고리는 무엇이었습니까?" 나는 108배의 효과가 궁금했다. "성철스님과의 약속이었지요. 108배는 나를 살렸고, 그 이후로 매일 1000배를 해오고 있습니다." 출연 섭외에는 실패했지만, 그후 한 화백이 매일 한다는 108배에 나 또한 '꽂히고' 말았다.

'뇌 가소성'이라는 말이 있다. 사람이 늙어가면서 인체조직은 낡고 쇠퇴하거나 기능을 상실한다. 뇌 신경세포도 마찬가지인데, 이것이 심하게 나타나면 치매가 된다. 그런데 어느 특정부분을 계속 훈련하면, 다른 세포가 기능을 잃어버렸던 세포의 기능을 대신한다. 이것이 '뇌 가소성'이다.

운동이 뇌 가소성을 활발하게 한다는 것은 세계의 여러 논문들이 알려주고 있다. 뇌성마비로 몸을 제대로 가누질 못했던 소녀가 훌륭한 화가로 거듭날 수 있었던 것은 108배로 인한 뇌 가소성에 있지 않을까? 이것을 나는 자기관리라고 생각한다.

혼돈을 일으킬 정도로 물질이 풍부한 시대, 그 시대의 흐름에 몸을 떠맡겨버릴 때 우리는 어느 날 망가진 자신을 발견하게 된다. 열심히 살아왔는데, 왜 나에게 이런 병이 왔는가? 후회와 걱정이 앞선다.

나또한 바쁜 방송 일정과 거기에 따른 스트레스로 몸이 많이 약해져있었다. 아마 대한민국 30, 40대 즉 사회적으로 가장 왕성한 활동을 하는 우리나라의 많은 사람들이 나와 비슷한 고민을 하고 있을 것이다. 나의 경우도 불규칙한 식사시간과 한 번 주어진 일은 끝마쳐야 직성이 풀리는 성격 때문에 스트레스를 많이 받는데 이 스트레스를 잘 관리하지 못한 것이 원인인 듯 했다.

나는 잃어버린 건강을 다시 찾기 위해 5년 넘게 108배를 했다. 이제 108배는 나의 운동이 되었다. 이제는 108배를 하지 않으면 몸에 당장 이상신호가 올 정도다. 하고 나면 편안하다. 절하는 시간이 하루 중 마음이 아주 편안한 시간이어서 나는 요즘도 꾸준히 108배를 즐기고 있다. 속상할 때 하면 더욱 효과적이다. 이만한 자기관리 운동이 없다고 생각한다. 108배를 취재하면서 108배가 단순히 건강관리뿐만 아니라 당뇨병, 성인병은 물론 집중력 향상과 마음 수양에도 큰 효과가 있다는 것을 알게 되었다. 우리 이모님도 당뇨병 초기에 이 좋은 운동을 아셨더라면, 돌아가시기 전에 그처럼 고생을 하시지 않았을 텐데…….

이 책이 마음이 괴롭거나 생활에 바쁜 사람, 또 여러 가지 질환으로 고생하는 분들에게 도움이 되었으면 하는 바람이다.

앞으로 세상은 더욱 더 빠르게 흘러갈 것이다. 그때 우리 가족, 특히 아이들이 아버지가 쓴 이 책을 보고 세상에 휩쓸려가지 않는 자기관리를 했으면 하는 소박한 바람을 가져본다. 또한 부부끼리 절을 해보길 권한다. 서로 맞절을 하다보면 부부 사이에 공경심이 들고, 애틋한 마음도 일어 사랑이 가정에 절로 충만할 것이다. 천천히 무릎을 보호하면서 절을 한다면 여러분 건강과 가정에 행복한 미소가 함께 할 것이라는 점을 감히 말씀드릴 수 있다.

끝으로 방송 제작과 집필에 소중한 도움과 조언을 아낌없이 주신 청견스님과 108배의 과학적, 의학적 검증에 노력을 기울여 주신 조재형 박사님을 비롯한 여러 선생님께 감사의 인사를 드린다. 책을 쓰는 내내 믿음과 사랑을 보내준 아내에게 이 책을 바친다.

표만석 KBS 〈생로병사의 비밀〉 담당 PD

추천사

운동할 시간이 없다고 불평 말고
지금 108배를 시작하라

　최근 30~40년간의 산업화는 우리에게 물질적 풍요로움을 선물해 주었지만 한편으론 무서운 생활의 변화를 가져왔다. 넘쳐나는 물질 속에서 우리의 신체 활동은 과거에 비해 감소한 반면 스트레스 강도는 커져만 가고 있다. 이러한 변화는 결국 우리 몸에 좋지 않은 영향을 미치게 되었다. 한가지 예로 과거에 비해 당뇨병, 고혈압, 비만 등 다양한 질환에 고통 받는 환자들이 급격히 늘어났다. 이런 질병은 생활습관의 교정, 규칙적인 운동, 스트레스의 감소만으로도 충분히 예방이 가능하다. 사람은 자연에서 왔고 또한 자연으로 돌아간다. 인간은 적절한 영양공급, 규칙적인 신체

활동과 편안한 정신활동을 반드시 필요로 하고 이것이 현대인이 겪고 있는 만병을 해결하는 첩경임은 그 누구도 부인하지 않을 것이다. 그러나 정작 우리는 나를 위한 시간을 갖는 것을 오히려 사치로 느낄 때가 많다. 질병을 예방하는 데는 거창한 운동이나 많은 시간이 필요하지 않다. 짧은 시간이나마 자신을 돌아보고 자신의 생활습관을 바로 잡아줄 수 있는 규칙적인 운동이 더 큰 역할을 한다.

의사의 눈으로 보자면 108배는 가장 손쉽고 가장 효과 좋은 복합유산소운동이라 할 수 있다. 다른 운동과 달리 스트레스를 줄여주고 뇌 계발, 정신 수양까지 도움을 주니 1석 3조의 효과를 가졌다고 할 수 있다. 건강관리와 질병 예방에 관심 있는 사람들이라면 이 책을 꼭 일독하길 권한다.

시간과 장소가 없다고 불평하지 말고 지금 당장 내 방 한켠에서라도 108배를 시작해 보길 권한다. 그리고 마음에 불편했던 생각들도 잠시 내려놓길 바란다. 모래 한줌 한줌이 모여 산을 이루듯 생활 속에 108배를 수련하다보면 조금씩 달라지는 자신의 몸과 마음을 느낄 수 있을 것이다.

조재형 가톨릭의과대학 내분비내과 조교수

1 | 인생을 변화시키는 건강혁명, 108배

새해 아침을 3000배로 시작하는 사람들

나를 내려놓으면 건강이 찾아온다

108배가 직장문화를 바꾼다

절을 하다 보면 절 예찬론자가 된다

반신 마비에서 목 디스크까지 108배의 놀라운 치유 사례

의학적으로 알아보는 108배의 수수께끼

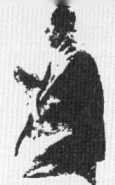

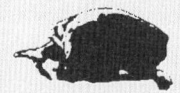

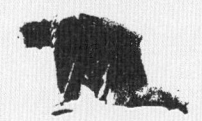

108배는 자신을 내려놓는 것에서 시작된다.
비단 불교에서뿐만 아니라 세상 모든 종교는
먼저 자신을 내려놓으라고 한다.
각박한 현대사회에서 자신을 내려놓는다는 것은 말처럼 쉽지 않다.
그러나 최근 이러한 내려놓음을 통해 인생을 변화시키고
잃어버렸던 건강을 찾는 수행법이 조용히 퍼져나가고 있다.
KBS 〈생로병사의 비밀〉 제작진은
종교와 성별, 나이를 뛰어넘어
새로운 건강혁명으로 각광받고 있는 '108배의 비밀'에 대해
본격적으로 알아보기로 했다.

새해 아침을 3000배로
시작하는 사람들

한 해의 마지막 날, 온 마음의 정성을 담아 3000배를 올린다. 두 손 모아 합장하고 이마를 바닥에 대서 망상과 번뇌, 욕심을 비운다. 일 배 일 배를 거듭할수록 정신은 명징해지고 몸도 가벼워진다. 이마와 등줄기로 솟아나는 굵은 땀방울이 바닥으로 뚝뚝 떨어져내린다. 소나기라도 흠뻑 맞은 듯 옷도 축축이 젖는다. 들숨 날숨 소리만 선방 안을 가득 메우면 머릿속은 얼음장처럼 투명해진다. 새벽이 가까워올수록 동작은 흐르는 물처럼 막힘이 없고 숨결은 잔잔히 부는 바람처럼 부드럽다. 세상 모든 근심, 걱정을 내려놓은 듯 기분마저 평안해지면 어느덧 새해 아침이다.

한 해의 마지막 날에 3000배를 드리며 새해를 맞이하는 이들

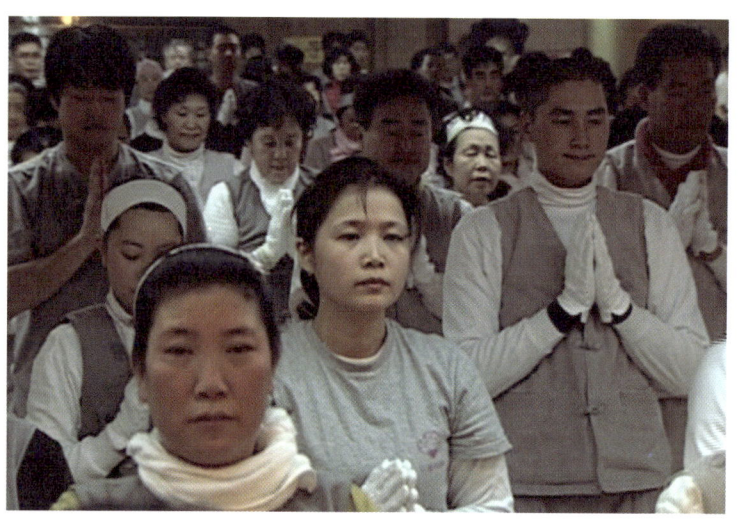

최근 종교를 넘어서 건강을 지키기 위해 108배에 매진하는 사람들이 많아지고 있다.
새해 첫 날, 3000배를 하는 만일결사 회원들 모습.

의 풍경 한 자락이다. 3000배를 하면서 묵은해를 보내고 새해를 맞이하기 위해 전국의 절 운동 애호가들이 모였다. 한 해의 마지막 날 하얀마음선원에 모여 3000배를 하는 '만일결사' 회원들. 만일결사란 1만 일 동안 108배를 해나가자는 도반들의 모임이다. 1만 일을 365일로 나누면 27년쯤 된다. 그러니까 이들은 27년 넘도록 함께 108배를 해나가자는 취지로 모인 사람들이다.

한 해의 마지막 날이 이들에게는 더욱 뜻깊은 시간이다. 묵은 한 해의 안녕을 감사하고 새해의 소원도 빌어보고 회원들의 의지도 다질 수 있기 때문이다.

3000배는 밤 9시부터 시작해 다음날 7시까지 열 시간 동안 진행된다. 건강한 불자는 물론이고 불자가 아닌 사람들도 많다. 특히 몸이나 마음이 아파서 찾아오는 이들이 많다. 49세의 한 아주머니는 3년 전에 눈의 담석제거 수술을 할 정도로 몸이 안 좋았다. 그러나 108배를 3년 동안 하고 매년 3000배를 올리면서 화색이 돌아 이제는 건강을 자신한다.

3000배를 26번이나 한 사람도 있다. 59세의 어느 아주머니는 갱년기 증세가 없을 정도로 몸이 건강해졌다. 언젠가부터 매달 3000배에 참여하는 절 마니아가 되었다. 대입시험 합격을 기원하기 위해 수험생과 같이 온 가족들도 보였다.

300명이 넘는 사람들이 3000배를 하면서 내뿜는 열기는 대단했다. 3000배는 300배를 한 타임으로 해서 열 번을 계속하는 과정으로 이루어진다. 한 타임 300배를 하는 시간은 약 45분이다. 한 타임의 절을 한 후 15분 정도 휴식을 취한 뒤에 다시 300배를 올린다.

이렇게 열 번을 반복해서 3000배를 하는 것인데, 반드시 3000이라는 숫자가 중요하진 않다. 참석한 모든 사람들과 함께 진행하는 것이어서 개인별로 횟수가 차이 나기도 하고 초보자를 중심으로 탈락하는 이들도 생겨난다. 그러니까 횟수보다는 마지막까지 참여하는 것이 더 중요하다.

어떻게든 3000배를 완성하려는 이들이 흘리는 땀과 열기는 얼핏 숭고해 보일 정도다. 다음 날 아침이 되어 3000배를 끝낸 이들의 얼굴은 그 무엇과도 바꿀 수 없는 기쁨으로 가득 찬 듯 환히 빛난다.

3000배 현장에서 바라본 사람들의 면면도 각양각색이다. 직업과 지역도 저마다 다르고 나이도 30, 40대에서 60, 70대까지 다양하다. 이렇듯 다양한 이들이지만 한 가지에서만큼은 판에 박힌 듯 비슷하다. 108배와 절 운동에 대한 확고한 믿음이라는 면에서 그렇다. 그도 그럴 것이 이들 대부분이 108배를 하면서 새로운 인생과 만났기 때문이다.

어떤 이는 108배를 통해 평생 동안 자신을 괴롭혔던 지병을 몰아냈고, 또 어떤 사람은 만성적인 잔병을 없애 건강을 회복했고, 다른 사람은 마음을 짓누르던 우울과 번뇌에서 벗어났다. 모두 108배를 함으로써 병을 고치고 몸과 마음의 건강을 회복했다는 점에서 믿을 수 없을 만큼 똑같았다. 이들이 모임을 결성한 것도 그런 기쁨과 성취를 계속 해나가자는 취지에서다. 하지만 꼭 짚고 넘어가야 할 점이 있다. 이들에게 108배와 절 운동은 종교적 의례라기보다 운동이자 수행법이라는 점이다.

108배가 가져오는 질병치유 능력, 건강회복 능력은 이미 많은 사람들의 입에서 입으로 전해지고 있다. 108배를 통해 불치

병을 기적적으로 고쳤다는 사람에서부터 허약하던 체질을 건강하게 바꾸고, 마음의 병을 몰아냈다는 사람에 이르기까지 소문의 내용도 제각각이다. 이런 사람들의 체험담이 퍼져나가면서 108배로 몸과 마음을 건강하게 하려는 사람들도 늘어나고 있다. 대한민국에 소리 소문 없이 108배 열풍이 불고 있는 것이다.

나를 내려놓으면
건강이 찾아온다

108배까지는 아니더라도 한국 사람이라면 누구나 절을 할 줄 알 것이다. 설날 아침부터 장례식장에 이르기까지 1년에 몇 번씩은 절을 해야 하기 때문이다. 종교적인 의미를 떠나서 절은 이미 우리 생활 속에 깊이 뿌리내린 의례이자 관습이다. 물론 절은 지극히 동양적인 의례다. 서양에서는 아무리 깊은 공경심을 표현한다 해도 무릎을 구부리는 정도를 넘지 않는다. 그에 반해 동양에서는 공경심을 나타내기 위해 상대방에게 온몸을 엎드려 보이는 행동이 자연스럽게 받아들여지고 있다.

불교적인 의미에서 절은 횟수에 따라 3배, 9배, 53배, 108배, 3000배 등으로 나뉜다. 이중 불자들이 가장 많이 하는 절은 108

배다. 유명한 고승들 중에도 평생 동안 108배를 했던 이들이 많았다. 최근엔 불자가 아니더라도 108배를 하는 사람들이 아주 많아졌다. 종교적 의례로서가 아니라 몸을 건강하게 유지하는 수행법으로 널리 알려졌기 때문이다.

108배가 건강을 다스리는 수행법으로 환영받는 데에는 신비로울 만큼 질병치유 효과가 크다는 점 외에 다른 이유도 많다. 남녀노소 누구나 할 수 있다는 점, 절할 수 있는 공간만 있다면 별다른 준비물이 필요 없다는 점, 저강도 유산소 운동으로 다이어트에 그만이라는 점, 몸에만 좋은 게 아니라 집중력을 높이는 등 뇌 계발에도 효과적이라는 점 등 따져보면 일일이 열거할 수 없을 정도다. 이런 장점과 효능들이 알려지면서 어느덧 현대인의 생활운동으로 정착되고 있는 것이다.

108배를 하는 사람들 가운데에는 여럿이 함께 모여 절을 하는 이들도 많다. 만일결사처럼 평생 동안 108배를 하기로 의지를 다진 이들이 아니더라도 직장 혹은 가족 단위로 함께 몸과 마음을 수련하는 것이다. 아무리 몸에 맞는 운동이라도 혼자서는 작심삼일로 끝나기 십상인데, 이렇게 함께 모여 108배를 하다 보면 혼자서 할 때보다 꾸준히 해나갈 수 있다는 장점이 있다. 또한 함께 하면 제대로 된 동작과 호흡법을 훨씬 빨리 배울 수 있다. 다른 모든 운동이 그렇듯이 108배도 올바른 동작과 호흡법으로 해야만 그 효과를 높일 수 있기 때문이다. 여기에 그치지 않고 108배로 건전한 직장문화, 조직문화를 만들어내는 직장인들도 있다. 다 같이 모여 108배를 함으로써 조직의 단결심도 높이고 조직원들의 건강도 챙기는 것이다.

108배로 직장문화를 바꾸는 사람들. 그들 또한 만일결사 회원들처럼 108배에 매료되어 그 효험을 굳게 믿는 이들이었다. 경북 구미 도로개설 건설현장의 정찬국 소장과 직원들이 바로 그들이다.

KBS 〈생로병사의 비밀〉 제작진(이하 제작진)은 108배의 효능에 대해 과학적으로 분석하기에 앞서 먼저 108배를 통해 건강을 찾고 인생을 극적으로 변화시킨 사람들을 만나보기로 했다. 그들이 어떤 계기로 108배에 대한 믿음을 갖게 되었으며 108배를 통해 변화한 인생은 어떤 모습인지 궁금증을 풀기 위해서였다.

108배가
직장문화를 바꾼다

제작진이 찾아간 건설현장에선 미군부대의 시설과 연결도로를 만드는 공사가 한창이었다. 그리고 바로 그 현장에서 매일 일과가 끝난 뒤에 직원들이 모여 108배를 하고 있었다. 건설현장에서 108배를 한다는 점, 그것도 여럿이 함께 108배를 한다는 점에서 강한 호기심이 일었다. 한편으론 108배가 직장문화를 어떻게 바꿀지 궁금하지 않을 수 없었다.

"직원들과 같이 절을 하다 보니 서로 단결하는 좋은 계기가 되는 것 같아요. 또한 절을 함으로써 무슨 일을 하든지 집중력이 훨씬 높아지는 것을 느꼈습니다."

정찬국 소장은 108배의 효과를 자신 있게 믿는 사람이었다.

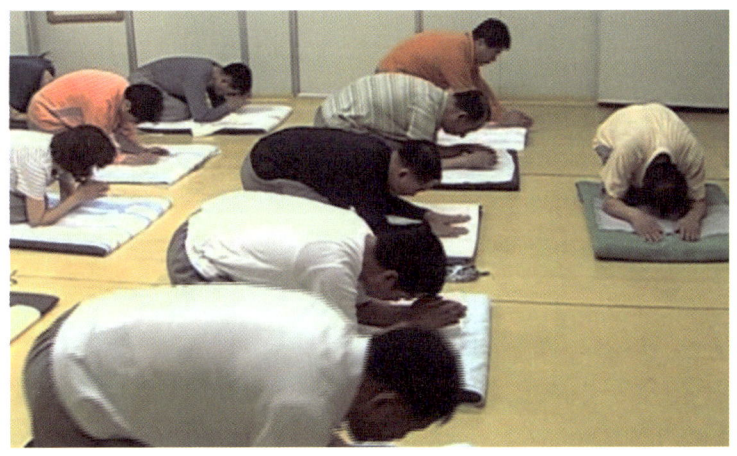
구미 건설현장 직원들은 108배를 통해 결속력을 다지고 건강도 지키고 있다.

무엇보다 그 자신이 108배로 건강을 회복한 경험이 있기 때문이다.

이곳 현장에서 절을 하는 사원들은 모두 30명 정도다. 이중 매일 절을 하는 사원들은 10명에서 20명에 이른다. 근무시간이 끝나면 5평 크기의 조그만 공간에 모여 함께 절을 하는데, 최근에는 회원들이 늘어나 다른 장소를 물색하고 있다. 모임에서 하는 절의 횟수는 정확히 333배다. 333배를 고집하는 특별한 이유는 없다. 108배만 하면 왠지 싱거운 느낌이 들어 300배 이상 하다 보니 333배를 하게 되었다. 오히려 숫자 '108'에서 오는 종교적인 냄새를 피할 수 있어 더욱 많은 사람들에게 다가갈 수 있다. 절하는 모임 회원들이 6개월 이상 함께 절을 해오면서 겪은 변화는 생각보다 훨씬 놀라웠다.

먼저 이들의 333배는 일과 후의 잦은 술자리를 없애는 데 기여했다. 절하는 모임이 생기기 전에는 이곳도 여느 건설현장과 다를 바 없었다. 일과가 끝나면 직원들끼리 모여서 술잔을 기울이는 게 다반사였다. 건설현장에는 객지 출신들이 많고 비교적 일이 일찍 끝나는 편이라 무료함을 달래기 위해 술을 찾는 사람이 많다. 그런데 333배를 함께 하면서 술 마시는 사람들이 눈에 띄게 줄어들었다. 둘째로 직원들 간의 단합이 이전보다 훨씬 잘 이루어졌다. 직원들은 함께 333배를 함으로써 예전에는 몰랐던 동료애를 느낀다고 한다. 마지막으로는 역시 직원들 개개인의 건강이 확연히 좋아졌다는 점을 들 수 있다. 구미 건설현장에는 당뇨, 고혈압 환자들이 몇 명 있다. 또한 암수술 후 투병생활을 하는 사람도 있다. 이들 모두가 108배를 하면서 몸이 좋아지고 있다고 자신 있게 말한다.

고혈압과 편두통 증세가 씻은 듯이 사라진 직원들

모임의 회원 가운데에는 아팠던 직장 동료가 108배를 하면서 몸이 나아지는 것을 직접 보고 절을 시작한 회원들도 여럿 있다.

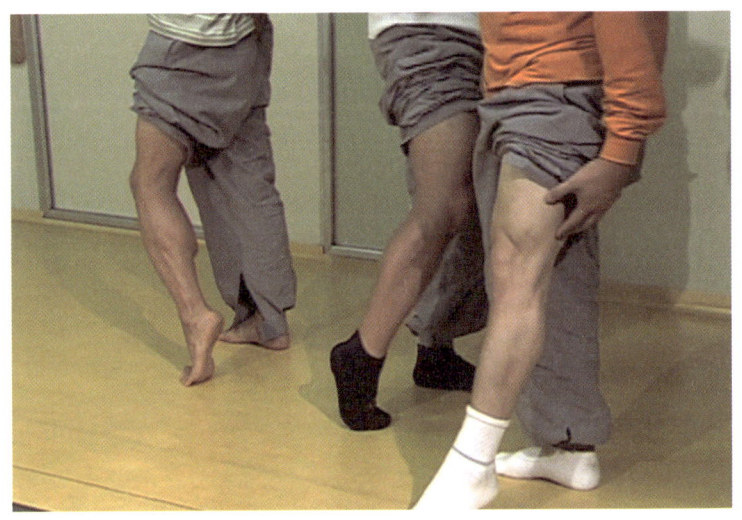

대부분 30, 40대인 구미 건설현장 직원은 108배를 시작한 이후 건강이 몰라보게 좋아졌다고 한 목소리로 증언한다. 108배를 시작한 후 튼튼해진 다리 근육 모습.

주동구 차장도 그중 한 사람이다. 그는 혈압이 최고 192mmHg(이하 혈압 단위 생략)까지 측정될 정도였다. 그러나 6개월 가량 333배를 한 뒤에 측정해보니 혈압이 168까지 떨어졌다. 108배의 효과를 그 자신이 직접 체험한 것이다. 지금도 그는 혈압약을 먹지 않고 있다.

심한 편두통으로 고통과 집중력 장애를 호소해왔던 원용안 국방부 건설현장 감독도 비슷한 경우다. 그도 몇 개월간 108배를 하면서부터 두통이 씻은 듯 사라졌다고 말한다. 그 자신이 직접 체험한 이후 주변 사람들에게 108배를 적극 권유하고 있다.

이처럼 108배의 효과를 직접 몸으로 체험하는 직원들이 늘어나면서 구미 건설현장에서 108배는 일과 후의 가장 중요한 운동으로 자리 잡았다.

구미 건설현장은 제작팀이 다녀갔을 때까지 단 한 건의 사고도 없는 무재해 현장이었다. 정찬국 소장은 바로 이 무재해 기록도 108배의 효과라 굳게 믿었다. 누구나 절을 하다 보면 땀을 흠뻑 흘리게 되고 자연스럽게 스트레스가 해소됨을 느낀다. 특히 바른 자세로 절에 집중하다 보면 호흡이 바르게 되는데, 이런 호흡법이 집중력을 높여줄 수 있다. 이렇듯 직원들이 함께 108배를 통해 집중력과 동료애를 높임으로써 무재해 현장을 가능하게 한 것이라는 설명이다.

108배는 개개인의 건강을 지켜주고 삶을 바꿔줄 뿐 아니라 나아가 한 조직과 직장의 문화까지 활기차게 만들어줄 수 있다. 경북 구미의 도로개설 건설현장 직원들은 그런 가능성을 보여준 이들이었다.

절을 하다 보면
절 예찬론자가 된다

절 수행이 좋다는 것은 대부분의 사람들도 공감한다. 그러나 막상 해보면 쉽지만은 않다. 꾸준히 하기도 쉽지 않지만 제대로 하기도 어렵다. 올바르지 못한 절 동작 때문에 오히려 몸을 망치는 경우도 심심치 않게 발생한다. 108배 수행에는 무엇보다 올바른 호흡법과 바른 자세가 중요하다. 그래야만 몸이 건강해지고 마음이 편안해짐을 경험할 수 있다.

  절을 제대로 하는 데 가장 중요한 것은 복식호흡이다. 절 운동 초보자들이 어려워하는 것 또한 복식호흡이다. 초보자들은 호흡법을 동작과 일치시키는 데 애를 먹기 일쑤다. 호흡법에 집중하면 숫자를 세어나가기 힘들고, 숫자에 집중하다 보면 호흡법이 엉망으로 흐트러지기 쉽다. 그렇다고 쉽게 포기할 만큼 어려운 것도 아니다. 누구든 포기하지 않고 꾸준히 정신을 집중하다 보면 어느 순간 저절로 호흡이 트이게 된다. 이는 절 수행 베테랑들이 한결같이 지적하는 말이다. 그렇게 호흡과 자세를 일치시키다 보면 수행의 기쁨을 새록새록 깨닫게 된다는 것이다.

복식호흡과 바른 자세가 효과 높인다

오래전부터 절 수행을 해오고 있는 구미 금오공과대학 건축학부의 하헌정 교수도 절 수행에서 복식호흡의 중요성을 누구보다 잘 아는 분이다. 1999년부터 절 수행을 해왔는데, 구미 건설현장의 정찬국 소장과는 학교 동창 사이. 구미 건설현장에 108배의 불을 지펴준 사람도 하 교수였다. 어느 날 하 교수가 정 소장의 몸이 너무 안 좋아 보여서 절을 권유했던 것이다.

하헌정 교수가 108배를 시작하게 된 동기는 단순하다. 그는 1999년 무렵 '다른 사람이 3000배를 하는데, 나도 한 번 시도해보자'는 도전의식이 생겨 불쑥 시작했다. 처음부터 혼자 시작한 탓에 이곳 저곳 문의하지 않을 수 없었다. 물어 물어 알게 된 분이 당시 양평군 소리산에 있던 청견스님이었다.

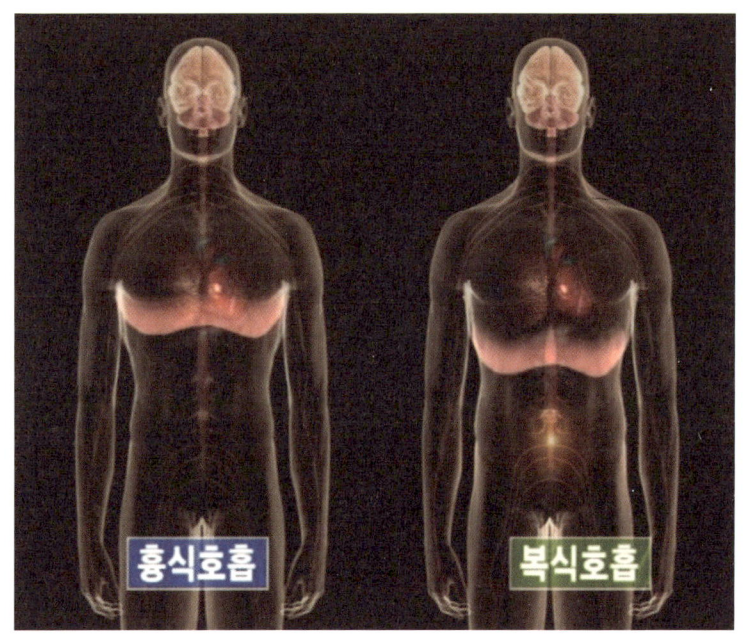

어깨로 숨을 쉬는 흉식호흡에 비해 온몸을 사용해서 숨을 쉬는 복식호흡은 단전을 따뜻하게 하고 온몸에 활력을 불어넣어준다.

그가 청견스님으로부터 배운 것도 호흡법과 바른 자세였다. 처음에는 그도 호흡법을 제대로 익히는 데 애를 먹었다고 한다. 그래도 108배를 꾸준히 계속했다. 매일 108배를 5회 반복했고, 6개월 뒤부터는 3000배에 도전했다. 3000배를 하고 나자 자신감이 붙었고, 그때부터 어렵지 않게 3000배를 할 수 있게 되었다. 그렇게 3년 정도 열심히 108배를 하고나자 절의 원리가 저절로 습득되었다. 호흡법 또한 완전히 터득할 수 있었다.

하 교수는 단지 도전의욕으로 시작했지만 언제부턴가 열렬한 108배 예찬자이자 전도사로 변해 있었다. 그 자신이 108배의 신비스러운 효능을 직접 체험했기 때문이다. 미국에 교환교수로 가 있을 때조차 동료 교수들에게 절 운동을 열심히 전파했을 정도다. 그의 동생은 당뇨를 심하게 앓아 고생이 심했다. 그러나 그의 권유로 108배를 꾸준히 실천한 결과 정상의 혈당수치를 회복했다. 그렇다면 하 교수 자신이 오랜 수행으로 깨달은 108배의 효능은 어떤 것일까?

"절을 하다 보면 처음에는 많은 잡념들이 떠오릅니다. 그러나 꾸준히 하다 보면 점점 그것이 없어집니다. 그러면서 정신이 집중되죠. 이것을 명상 효과라고 할 수 있습니다. 땀을 흠뻑 흘리면서 일상의 스트레스가 모두 다 날아가는 거죠."

피곤할 때도 절을 하면 생기를 느낀다

절을 하고 나면 격렬한 운동을 했을 때만큼이나 많은 땀을 흘리게 된다. 동작은 격렬하지 않지만 짧은 시간 동안 다른 어떤 운동보다 많은 운동효과를 얻는 것이다. 뿐만 아니라 집중력이 눈에 띄게 향상되고 그로 인해 일상의 스트레스가 사라짐을 경험할 수 있다. 그 효과를 최대로 늘려주는 것이 바로 바른 자세와 바른 호흡법이다.

하 교수가 바른 자세와 호흡법을 익힐 수 있었던 것은 노력을 게을리하지 않았기 때문이다. 절 수행 초기에 그는 매일 자신의 호흡과 자세를 면밀히 관찰했다고 한다. 호흡과 숫자를 대입하는 동시에 순간 순간 동작이 바른지 그른지 끊임없이 관찰하면서 절을 한 것이다. 그렇게 수행한 결과 어느덧 몸이 가벼워지고 몰라보게 집중력이 향상되기 시작했다.

절 운동은 본디 호흡이 자세와 일치해야만 피곤함을 못 느낀다. 오히려 피곤할 때 올바른 절을 하고 나면 생기가 돌아옴을 느낄 수 있다. 바른 자세와 바른 호흡법으로 절을 한다면 빠르게 하거나 느리게 하거나 상관없이 전혀 피로를 느끼지 않는다는 것이다. 그가 여러 차례나 3000배를 거뜬히 해내는 것도 바로 그런 나름의 절 수행 노하우를 체득했기 때문이다.

108배 더 알아보기 1

복식호흡 없이는
108배도 없다

108배에서 말하는 복식호흡이란, 곧 복식단전호흡을 뜻한다. 배꼽 아래에 위치한 단전으로 호흡함을 일컫는 것이다. 정확하게 말하면 이곳으로 호흡을 하는 것이 아니라 코로 들이마신 숨이 바로 이곳까지 깊숙이 내려갔다가 올라오도록 하는 것이다.

동양의학적으로 단전은 제하(臍下:배꼽 밑) 3치(9cm쯤)의 부위에 있다. 108배를 하지 않지만 단전호흡에는 관심을 갖고 있는 사람들도 많다. 단전호흡이 위장병, 고혈압과 같은 성인병은 물론 정신집중, 스트레스와 불안 해소에 많은 도움을 주기 때문이다. 초보자의 경우에는 108배를 하면서도 단전이 열리고 닫히는 것을 잘 경험하지 못하기 십상이다. 단전에 숨이 들어가고 나가는 것을 느낄 정도면 어느 정도 108배에 눈을 뜬 경우라 할 것이다. 그러나 초보자라도 '흡흡호' 호흡법을 통해 입으로 한 번 내뱉고 코로 두 번 들이쉬는 동작을 반복하다 보면 어느 순간 저절로 단전이 열리게 됨을 느낄 수 있다.

단전호흡의 중요성은 절 운동의 최고 권위자인 청견스님도 매번 특별히 강조하는 사항이다.

"복식단전호흡이 치골까지 열려서 올바르게 호흡하는 것이 인류의 최고 심신 건강법이며 모든 수행의 필수과목이며 가장 중요한 핵심이고 필수 실천사항이다. 더 나아가 수행 시에만 되는 반쪽 수행이 아니라 일상생활 속에서도 저절로 이루어지는 호흡수행이다. 인류의 올바른 호흡인 본래의 숨으로 숨쉬는 공부는 깨달음의 본마음이요, 생명의 중심이며, 깨닫는 길의 영원한 밝은 빛이다."

청견스님의 말씀이다. 그렇다면 복식단전호흡은 어떻게 해야 하는 것일까? 먼저 제대로 숨을 쉬는 것과 그 반대인 역호흡부터 확인해보자.

배로 숨을 쉬는 것을 제대로 쉬는 숨, 그리고 가슴으로 쉬는 숨을 역호흡이라 한다. 가만히 있는 상태에서 크게 한

숨을 쉬어보자. 혹은 격렬한 운동을 한 뒤에 자신의 들숨을 확인해보자. 그러면 숨을 들이쉴 때 어깨와 가슴이 올라가면서 배는 들어감을 알 수 있다. 이는 곧 배로 숨을 쉬지 않고 가슴, 즉 폐로 숨을 들이마시고 있음을 뜻한다. 반대로 몸과 마음을 차분히 가라앉힌 상태에서 숨을 가만히 들이마셔보자. 숨이 들어올 때 어깨와 가슴은 크게 움직이지 않고 배가 앞으로 나옴을 느낄 수 있다. 이것이 배로 숨을 쉬는 올바른 호흡이다.

복식단전호흡은 이렇게 들이마신 숨이 배꼽 밑 단전까지 깊숙이 내려가도록 하는 것이다. 배로 숨을 쉬면 배꼽 주변에서 냉한 기운이 빠져나오면서 배가 따뜻해지고 눈과 머리가 시원해진다. 반면 역호흡이 되면 코에서 뜨거운 바람이 나오고 가슴이 답답해지며 어깨와 목이 무겁고 뒷골이 당기는 느낌이 든다. 복식단전호흡을 통해 일상에서도 바른 호흡을 하게 되면 잠을 잘 때조차 들숨이 치골까지 내려가고 날숨이 가늘고 부드럽고 길고 고요해진다. 이른바 수승화강 두한족열이 되어 머리와 눈, 이마는 시원하고 청량하며 배와 발은 따뜻해 건강을 유지할 수 있는 것이다.

108배를 하는 동안 복식단전호흡이 되게 하려면 두 번 코로 들이마시고 한 번 입으로 내뿜는 '흡흡호' 호흡법을 해야 한다. 즉 머리를 숙였다가 앉아 합장하고 일어설 때 코로 숨을 들이마시고(흡), 다시 기마자세로 무릎을 꿇을 때까지 코로 또 숨을 들이마시고(흡), 손 짚고 앞으로 살짝 나가며 발 포개고 몸을 접어 엉덩이를 뒤꿈치에 대고 이마가 바닥에 닿기 직전부터 입으로 숨을 내쉬기 시작하여 접족례를 하고 합장할 때(호)까지 숨을 길게 내쉬어야 한다. 또한 이 동작이 무의식중에 이루어져야만 한다. 이때 들숨은 코로 짧고 간명하게, 날숨은 입으로 길고 가늘고 부드럽게 하는 것이 바른 방법이다.

들숨의 방법

❶ 입을 다물며 합장한다. 합장할 때는 반드시 입을 다물어서 들숨 시에 코로만 숨이 들어오게 해야 하고, 초기 수행자는 입을 철저히 다물고 숨이 들어오든지 나가든지 들숨은 연습하지 않는다.
❷ 무릎 꿇고 입 다물고 합장한 자세에서 일어서보면 횡경막이 움직이며 저절로 아랫배 단전으로 숨이 들어오게 되어 우주의 밝은 기운이 단전에 모인다.

❸ 서 있는 자세에서 입을 다물고 합장한 자세의 기마자세로 무릎을 꿇어보면 단전호흡이 되는 정상적인 수행자는 횡경막이 움직이며 저절로 아랫배 단전으로 숨이 들어온다.

❹ 일어서며 사두박근을 살짝 조이면 저절로 단전 아래 치골 들숨이 된다.

주의

- 코에 이상이 있거나 입 벌리고 숨을 쉬는 습관이 있거나 어깨나 가슴을 들먹거리며 숨을 거꾸로 쉬는 수행자는 들숨 호흡법을 연습하지 말고 동작만 중점적으로 연습한다.
- 바른 자세 동작에서 저절로 들숨이 두 번 연거푸 이루어지게 해야지 의식적으로 연습하면 숨이 차고 가슴이 답답해진다.
- 가슴과 어깨를 들먹거리며 의식적으로 숨을 들이쉬거나 팔꿈치를 쳐들며 의식적으로 숨을 들이쉬면 안 된다.
- 단전 아랫배로 숨을 들이쉬려고 의식적으로 길게 깊이 들이쉬면 안 된다.
- 호흡법 수련에서 들숨 처리를 잘못하여 심신에 문제가 생기는 경우가 많다.
- 중단전이 막혔는데 억지로 숨을 깊이 들이마시거나 숨을 아랫배로 끌어당기면 옆구리가 당기거나 명치 부위가 아프거나 답답해지고, 얼굴이 노래지고 검어지며 호흡이 나빠지게 된다.

- 절하는 동작을 많이 연습하여 저절로 자연스럽게 될 때 호흡법을 수련한다.

날숨의 방법

❶ 입을 오므리고 윗입술 가운데서 아랫입술 쪽으로 휘파람을 불 때처럼 숨을 가늘고 길고 부드럽고 고요하게 내뱉는 게 원칙이나 폐에 노폐물이 많은 초기 수행자는 당분간 숨소리를 크고 강하고 길게 내쉬어 빠른 시일 안에 폐를 깨끗이 정화하는 것이 더욱 유리하고 유익하다.

❷ 무릎 꿇은 자세에서 손 짚고 앞으로 살짝 나가면서 발을 포개고 이마를 땅에 대며 동시에 엉덩이를 뒤꿈치에 닿게 몸을 낮추어 접어 접족례를 올리고 다시 손 짚고 앞으로 나가면서 발가락을 꺾고 엉덩이를 집어넣고 합장하는 자세와 동작이 자연스럽고 리드미컬하게 될 때까지 연습을 많이 한다.

❸ 평상시 자세로 숨 뱉는 연습을 하되 알맞은 길이로 여러 번 한다.

❹ 숨을 내뱉는 타임이 중요한데 이마가 바닥에 닿기 직전

(15cm)에서부터 숨을 입으로 내쉬어 접족례하고 무릎 꿇고 허리를 완전히 펴기 직전까지 내뱉고 합장하는 동작을 빠른 속도로 연습한다.

❺ 날숨의 동작이 저절로 되고 숨이 자연스럽게 대입되면 숨에 맞춰 동작을 취하는 연습을 하여 동작과 호흡, 호흡과 동작이 완벽해지면 입으로 숨을 내뱉을 때 숨소리가 자신의 귀에 들리지 않을 정도로 고요히 뱉는다.

❻ 자신의 숨소리를 귀로 듣고 마음의 귀로 관찰하면 집중력이 향상되고 번뇌와 망상이 확실히 줄어든다.

주의

- 동작이 저절로 되지도 않고 자세가 좋지 않은 상태로 호흡대입 연습을 하지 말라. 동작과 자세가 좋지 않은 수행자는 아무리 노력해도 숨이 정확하게 대입되지 않는다.
- 날숨을 너무 길게 하여 가슴과 폐에 무리가 오고 눈과 머리에 혈압이 오르게 하면 안 된다.
- 중단전 차크라(가슴명치)가 막힌 수행자는 호흡대입 연습을 하지 말고 가슴을 손바닥으로 툭툭 쳐서 사기를 내보내는 도인법을 하고 절을 하여 가슴 부위가 시원하고 몸이 가볍고 부드러워지면 호흡을 대입하는 연습을 한다.
- 접족례 동작에서 잠시도 지체하지 말라.

전체 동작에 들숨, 날숨 대입법

❶ 무릎 꿇고 합장하고 입 다물고 양 엄지와 뒤꿈치, 무릎을 붙이고 허리, 가슴, 어깨를 펴며 일어서면 저절로 숨이 코로 들어와 아랫배로 단전호흡이 된다. 다시 기마자세로 무릎 꿇을 때 코로 숨이 들어오며 평상시보다 폐활량이 30% 정도 커진 상태의 들숨이 되는데 무의식중에 저절로 이루어져야 한다. (초기 수행자는 미리 들숨을 연습하지 말고 합장과 동시에 입을 다무는 것만 지키고 들숨은 연습하지 않는다.)

❷ 무릎 꿇고 손 짚고 머리가 바닥에 닿기 직전부터 입으로 숨을 뱉으며 접족례를 하고 다시 손 짚고 앞으로 나갔다 엉덩이를 접어넣고 무릎 꿇고 발가락을 꺾고 허리를 완전히 펴기 전까지 입으로 숨을 가늘고 길고 부드럽고 고요하게 내쉰다.

주의

- 처음 수행자는 연속으로 여러 번 절하지 말라.
- 전체적인 동작에 숨을 정확히 대입한다.
- 숨이 차고 헐떡거리고 심장박동이 빨라지면 서 있는 상태에서 호흡과 맥박을 고른다.

위와 같은 '흡흡호' 호흡법이 몸에 익기 시작하면 자동으로 단전호흡이 이루어지게 된다. 자동 단전호흡이 이루어지면 횡격막의 윗부분인 가슴, 심장, 어깨, 폐, 목, 얼굴, 머리에는 압력이 낮아지고 횡격막 아랫부분인 배에는 압력이 가해져 위, 장, 간, 쓸개, 지라, 신장, 허리, 골반, 엉덩이, 다리, 발에 혈액이 잘 돌고 산소 공급이 원활해져 심신이 건강해지는 것이다.

법왕정사 청견스님의 살아있는 체험
『호흡에 맞춰 절하는 법』에서 일부 발췌.

반신 마비에서
목 디스크까지
108배의 놀라운 치유 사례

절은 남녀노소 누구나 할 수 있는 건강 수행법이지만 한편으로 기적에 가까운 질병 치유 효과를 보여주기도 한다. 절을 한 뒤에 앓고 있던 질병을 떨쳐냈다는 사람들을 찾아보면 의외로 많다. 7년 동안 절 수행을 해오고 있는 정재국 씨도 그런 이들 중 한 사람이다.

목 디스크 증상과 피부 알레르기 치유

정재국(가명) 씨는 건강심사평가원 부장이라는 직업적 이유에서도 건강에 대한 관심이 많았다. 그가 절을 하게 된 것은 7년 전부터다. 그 당시 그의 병원 진단서는 화려했다. 결막염으로 고생하기도 했고, 고혈압에 피부 알레르기, 목 디스크까지 몸 전체가 종합병동과 다름없었다. 그 바람에 시도 때도 없이 병원을 들락거려야 했다. 그를 특히 괴롭혔던 것은 목 디스크. 언젠가부터 목 디스크가 악화돼 5분 이상 소파에 누워 있지 못할 정도가 되었다. 몸이 마비되면서 잠을 이루지 못하는 날도 계속되었다.

한번은 몸에 마비가 와서 거의 보름 동안 잠을 못 잤다. 가족들에게 부담을 주기 싫어 혼자 짐을 싸가지고 열흘 동안 지방을 돌아다닌 적도 있다. 그러던 중 목뼈 5, 6, 7번 디스크가 파열되어 수술을 해야만 했다. 수술 후에 가장 필요한 것은 목 근육을 이완 수축시키며 경직을 풀어주는 운동이었다. 어떤 운동을 해야 할까 고민하며 찾아보았지만 목 근육을 만족시켜줄 만한 운동은 도무지 찾을 수 없었다. 그러던 중 만난 것이 바로 청견스님의 『절 운동을 기차게 하는 법』이라는 책이었다. 아내의 권유로 청견스님을 직접 만나보기도 했다. 그는 그때부터 108배를 시작해 지금까지 계속하고 있다.

처음에는 긴가민가 하면서 수동적으로 108배를 했다. 그런데 어느 순간 정말 신기할 정도로 앓던 질환들이 말끔히 사라져버렸다. 호흡이 길어지고 혈액순환도 잘되는 데다 지금은 목도 전혀 아프지 않다. 그뿐만이 아니다. 매년 연중행사처럼 겪던 감기 몸살과 알레르기 증상들도 이젠 남의 일이 되었다. 몸 전체의 면역력이 높아졌음을 그 자신이 체감한 것이다.

"절을 한 지 7년 되었는데, 몸 전체가 활력이 넘치고 아픈 데가 없어요. 한 1년간 꾸준히 절을 하다 보니 저절로 그렇게 되더라고요."

정씨는 골프도 치고 헬스도 다녔지만 절만한 운동이 없다고 강조한다. 절 운동의 치유 효과를 체험한 그는 어느새 절 예찬론자로 변해 있었다.

정씨의 절하는 방법은 조금 독특하다. 그는 '108'이라는 숫자에 연연하지 않는다. 종교적인 것이 아닌 운동으로 하는 것이기 때문에 숫자에 집착할 필요가 없다. 그는 TV뉴스나 대하드라마를 켜놓고 그 프로그램이 끝날 때까지 절을 한다. 대개 뉴스나 드라마는 한 시간 정도 진행되므로 절 횟수는 약 300회 정도라 예상하고 있다. 그로선 TV 시청도 하고 운동도 할 수 있으니 일거양득인 셈이다.

정씨는 절 운동이 시간 절약 차원에서도 아주 적합하다고 극찬한다. 헬스도 다녀보고 골프도 쳐봤지만 모두 날씨나 시간에 제약을 받을 수밖에 없다. 헬스장만 해도 오가는 시간에다 샤워하는 데 한 시간 정도를 소요해야 한다. 운동하는 시간까지 합하면 하루 두 시간 정도를 소비해야 한다. 그러나 정씨처럼 집에서 TV 시청과 함께 절 운동을 하면 장소에 구애받지 않고 시간에 쫓길 이유가 전혀 없다. 또한 자신이 운동 프로그램을 짜서 규칙적으로 할 수도 있다. 이런 모든 것들이 그로 하여금 절 예찬론자가 되게 한 이유들이다.

정씨의 아내인 이주희 씨 또한 절 예찬론자가 된 지 오래다. 처음에는 디스크 치료를 위해 남편에게 권유하는 입장이었지만 남편의 건강이 회복되는 것을 직접 목격하고 본인도 하게 되었다. 사실 2002년 절을 시작할 때만 해도 '자신도 뭔가 해야 한다'는 의무감이 적지 않았다고 한다. 그러나 언젠가부터 절 운동 자체에 깊이 빠지게 되었다.

"항상 TV를 보면서 하루에 한두 시간은 하는데, 하고 나면 제 얼굴이 맑아지고 마음도 편해지는 걸 느껴요."

절 운동의 좋은 점 중 하나는 성취감이다. 이주희 씨는 언젠가 3000배에 도전해 성공한 뒤에 '아, 내가 해냈구나' 하는 성취감에 벅찬 감정을 느꼈고 그 이후로는 남들에게도 틈만 나면 절 운동을 권하는 절 예찬론자로 변하고 말았다.

다리 마비 증세와 우울증 떨치게 해준 108배

경기도 안양시에 사는 서현희(가명) 씨는 정재국 씨보다 더욱 기적적으로 몸을 회복한 사람이다. 서현희 씨가 108배 운동을 한 지는 약 2년이 되었다. 그는 10년 전 추락사고로 오른쪽 뇌를 다쳐 수술을 했고, 그 여파로 왼쪽 다리가 불편해 몸의 균형을 잡는 데 애를 먹었다. 요컨대 그에게 절 운동은 다른 사람보다 몇 배나 더 힘든 운동이었다. 처음에는 한 번 앉았다 일어나는 데만도 상당한 노력을 기울여야 했다.

추락사고를 당하기 전, 그는 전도유망한 젊은이였다. 전라남도 섬동네에 살던 그는 1995년 당당히 서울대에 합격해 가족과 주변 지인들의 기대를 한몸에 받기 시작했다. 그런 그에게 대학 3학년 때, 청천벽력 같은 일이 터졌다.

여름방학 때였다. 평소 열심이던 자원봉사활동에 나갔다가 추락사고를 당한 것이다. 주변에서는 그가 결국 죽을 것이라 예상했고, 살아도 식물인간 상태를 벗어나지 못할 것이라 했다. 그러나 그는 45일 만에 기적적으로 깨어나 뇌수술을 받게 되었다. 그가 서울 보라매병원에서 받은 수술은 일명 헌트 수술로 불리는 뇌실 및 복강간 내 척수의 우회술. 뇌 전체에 걸쳐 출혈이 있었고 위만성 축색손상이 동반돼 좌측에 반신부전마비가 생겼다.

수술은 성공적인 편이었지만 예전처럼 완치는 불가능했다. 그는 왼쪽 다리가 불편했던 이전과 전혀 다른 생활을 해야 했다. 더불어 그에게 찾아온 우울증은 그를 더욱 힘들게 했다. 그는 우울증으로 자살충동까지 견뎌야 하는 생활을 지속했다.

"처음 정신과 외래를 왔을 때 굉장히 우울했고 의욕이 저하되어 있었어요. 학교생활에 적응할 수 없어 죽고 싶다는 생각이 많이 들었죠. 이렇게 사느니 다쳤을 때, 차라리 죽는 게 나았지 하는 그런 생각요."

서현희 씨는 1997년 사고를 당한 이후 세 번의 복학과 휴학을 거듭하면서 8년 만에 졸업을 했다. 어렵사리 졸업장은 쥐었지만 아픈 몸으로는 취직시험 공부조차 제대로 할 수 없었다. 우울증은 더욱 심해져갔고, 그만큼 가족들의 실망도 커졌다. 그러던 중 그는 뜻밖의 새로운 삶을 만나게 된다. 누나의 권유로 108배를 시작한 것이다.

"누나가 '절을 해봐라' 하고 가르쳐주더군요. 처음에는 반신반의했습니다. 엎드렸다가 일어나는 게 거추장스러워 보이기도 하고 과연 이게 무슨 운동이 될까 의심도 했습니다. 그런데 하고 나니 땀을 쫙 흘리게 되고 집중력이 좋아지는 걸 느낄 수 있었어요. 책을 볼 때 기억력이나 암기력이 조금씩 향상되는 게 느껴졌습니다."

그렇게 해서 서 씨는 2년 동안 열심히 절 운동에 매달렸다. 지금은 108배와의 만남을 자신의 인생에서 가장 소중한 행운이라고 서슴없이 말한다.

그는 불편한 몸으로 처음에 10배, 20배씩 절 운동을 시작해 조금씩 늘려나갔다. 그렇게 할수록 땀이 뻘뻘 나고 반마비가 왔던 왼쪽 다리가 풀리는 걸 실감했다. 처음 시작할 때에는 108배를 하는 데 50분이 걸렸는데, 지금은 능숙해져서 15분 만에 할 수 있을 정도가 되었다. 매일 300배 정도를 할 수 있는데, 지난 봄에는 매일 네 시간에 걸쳐 1000배를 하기도 했다.

그렇게 절 운동으로 몸을 단련하자 집중력이 높아지고 우울증도 씻은 듯이 사라져버렸다. 몸과 마음의 자신감을 회복한 후엔 한국수력원자력공사에 합격해 어엿한 직장인으로 살아가고 있다. 13번 낙방 끝에 이룬 합격이었다. 13전 14기로 이룬 취업이기에 그에게는 더욱 뜻깊을 수밖에 없다. 서현희 씨는 그 모든 것이 하루 200배, 300배, 500배, 1000배, 3000배씩 절 운동을 해온 효과라 굳게 믿고 있다.

그는 현재 하루라도 절을 하지 않으면 왼쪽 다리가 굳어져 안 할 수 없게 되었다. 그 자신 또한 108배를 평생 함께할 동반자로 받아들이고 있다.

의학적으로 알아보는
108배의 수수께끼

정재국 씨와 서현희 씨 말고도 절 운동으로 기적적인 소생을 경험한 이들은 생각 외로 많다. 불교에서는 이를 두고 흔히 '불보살의 가피'를 입었다고 말한다. 어쨌든 꾸준히 절 운동을 해온 지극한 정성이 병을 치유한 것만은 사실이다. 그리고 그렇듯 절 운동의 질병 치유 효과를 체험한 사람들은 대부분 절 예찬론자로 변한다. 스스로 체험한 것이어서 더욱 그럴 수밖에 없다.

　반면 절 운동에 문외한인 사람 입장에서는 당연히 의문을 가질 수밖에 없다. 혹시 당사자들이 느끼는 체험이 과장된 건 아닐까? 저자와 제작팀은 그런 의문에 답하기 위해서라도 과학적인 분석이 필요하다는 데 의견을 모았다.

108배가 디스크 수술 후 목뼈 근육 정상으로 회복시켜

저자는 제작팀과 함께 서현희 씨와 정재국 씨의 몸 상태를 분석해보기로 했다. 우선 피겨스케이팅의 요정 김연아를 치료했던 하늘스포츠의학클리닉에 검사를 의뢰해보았다. 먼저 서현희 씨의 자세부터 측정해보았다.

엑스레이 그림에 나타난 서현희 씨는 오른쪽 뇌손상으로 왼쪽에 마비가 와 척추가 휘어 있는 상태였다. 그럼에도 전체적으로 골격의 상태가 좋아 보였다. 똑같은 뇌손상으로 신체 한쪽이

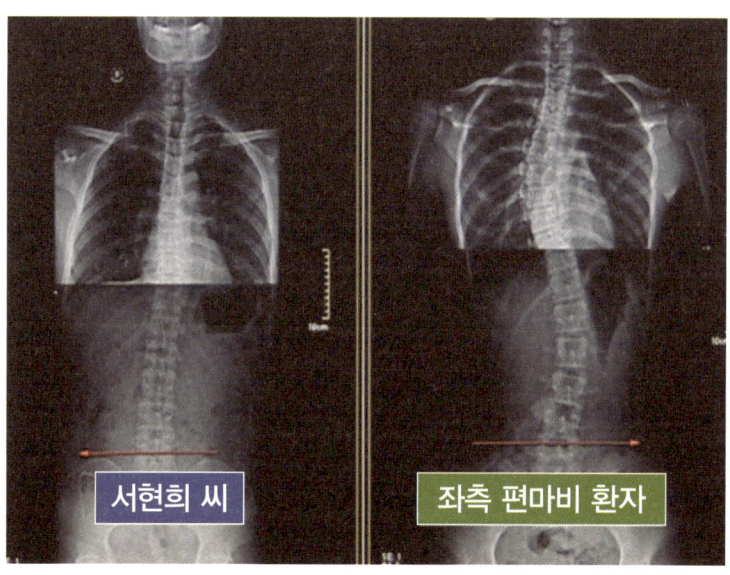

108배는 우리 몸의 좌우대칭을 온전하게 잡아주는 운동이다. 서현희 씨의 경우 꾸준한 108배 수련으로 편마비를 극복한 놀라운 사례로 꼽힌다.

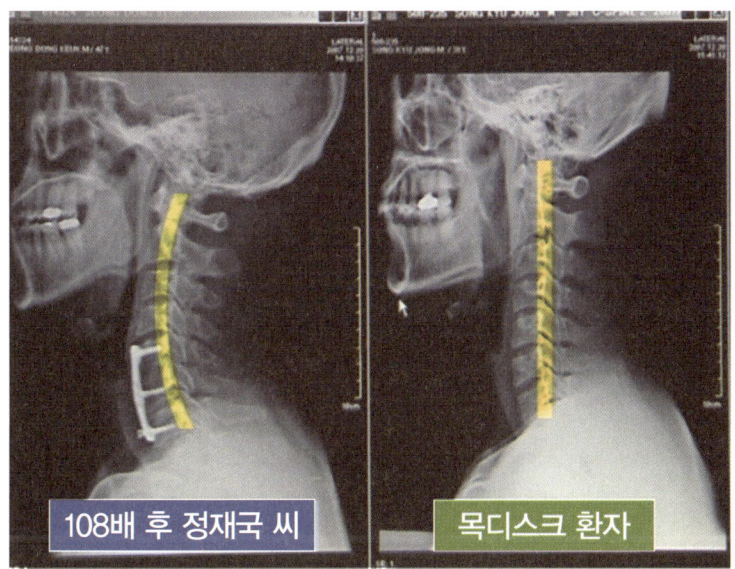

정재국 씨의 경우도 108배 수련 덕분에 일자형이었던 불안정한 목뼈 구조가 정상적인 C자형으로 자리 잡았다.

마비된 환자의 사진과 비교해보니 확연히 차이가 났다. 같은 환자의 경우에는 근육이 위축되고 활동력이 떨어져 좌우 골반의 높이가 크게 차이 났다.

반면 서현희 씨의 골반은 높이의 차이가 거의 없는 수평 상태를 유지하고 있었고, 척추는 약간 휘어져 있었지만 여느 편마비 환자에 비해 대단히 좋은 편이었다. 편마비가 오면 골반 자체가 많이 비뚤어진다는 것이다.

목 디스크를 극복한 정재국 씨의 경우는 어떨까? 목 디스크가 있는 사람은 엑스레이 사진을 옆에서 촬영했을 때 비정상적인 구조인 일자형 목뼈인 경우가 많다. 정상적인 사람의 목뼈 구조는 C자형을 이루면서 무게중심이 항상 편하게 내려갈 수 있게 되어 있다.

하지만 일자형 목뼈는 무게중심이 수직으로 걸리기 때문에 목 디스크가 잘 오는 편이다. 정재국 씨의 목뼈 사진을 확인한 결과 수술 직후에는 일자형 목뼈 구조였다. 그런데 현재에는 C자형으로 자연스러운 커브를 그리고 있어 전혀 이상이 없었다. 수술 부위에도 굴곡이나 뼈의 이상 변화 없이 정상적인 상태를 보이고 있다.

편마비 환자의 혈액순환 돕고 근육 발달시켜

좀더 정확한 분석을 위해 두 사람의 체열검사도 했다. 우리 몸에 신경이 민감해져 있으면 체열 분포에서 한쪽에 열이 많이 발생하거나 염증소진이 보인다. 정재국 씨의 경우에는 체열검사 결과 비교적 정상적인 분포를 보인 것으로 나타났다. 디스크 수술을 한 사람치고는 매우 양호했다. 혈액순환뿐 아니라 신경의 분포도 좌우 모두가 정상에 가까운 소견을 보여주었다. 기초체력

검사에서도 근지구력이라든가 유연성, 순발력이 모두 좋게 나왔다. 더욱 놀라운 것은 실제 근력 상태였다. 정씨의 경우 나이는 40대 후반이지만 실제 근력에서는 30대 후반으로 나타나 10년 정도 젊게 사는 것으로 판명됐다.

서현희 씨 경우도 편마비 환자치고는 체열 분포 상태가 좋았다. 좌우에 비교적 균등하게 체열이 분포되어 있고, 혈액순환을 보여주는 붉은 빛도 비교적 잘 나타났다. 왼쪽의 붉은 체열도가 좀 떨어지지만 차이가 큰 것은 아니었다.

두 사람의 분석 결과는 절 운동의 효과를 과학적으로 입증하는 단서로 손색이 없다. 분석을 실시한 조성연 스포츠의학 전문의도 절 운동의 효능에 매우 긍정적이다.

"절의 동작은 단순히 상체를 굽히는 동작만 있는 게 아니죠. 목과 골반, 허리에 이르기까지 전신의 근육을 조화롭게 사용하게 해줍니다. 특히 목에서 다리에 이르기까지 모든 근육을 골고루 사용하기 때문에 근육을 발달시키는 데 좋습니다. 뿐만 아니라 척추를 곧게 유지하고 좋은 체형을 유지하는 데 도움을 줄 수 있습니다."

스포츠의학 클리닉의 검사를 통해서 본 두 사람의 몸 상태는 절 운동을 하기 전과 확실히 달랐다. 절 운동을 하면서 몸 상태가 눈에 띄게 좋아졌고 골격과 근육 모두 균형 있게 발달해 있음을 증명해주었다. 즉, 신비의 수행법으로 알려진 절 운동이 합리적이고 과학적인 전신 운동임을 입증한 것이다.

절의 한 동작 한 동작에 집중해야 효과 크다

이렇듯 몸과 마음을 건강하게 해주는 절 운동법은 어떤 자세로 해야 그 효과를 높일 수 있을까? 절 운동을 하면서 새로운 삶을 살고 있는 서현희 씨의 조언은 초심 수행자들에게 좋은 참고가 될 것이다.

서현희 씨는 절 운동은 무조건 빨리 하는 것이 아니라 호흡에 맞춰 하는 것이 중요하다고 말한다. 호흡에 맞춰 하다 보면 108배 하는 데 대략 20분, 300배하는 데 한 시간이 걸린다. 하루에 1000배를 할 때는 오전 9시부터 오후 1시 30분까지 250배×4타임을 하면 된다.

또한 절을 할 때에는 동작 하나하나에 집중해야 한다. 그렇게 집중하다 보면 절대 지루함을 느끼지 못한다. 단순히 일어났다 앉았다를 반복하는 게 아니라 정성을 다해 집중하다 보면 땀이 나면서 머리가 맑아짐을 느낄 수 있다.

그 과정이 계속되면 "내가 옳은 길을 가고 있구나"라는 느낌이 들면서 마음까지 투명해진다. 머리를 비우고 마음을 비우면서 집중력과 평정심을 찾게 되는 것이다. 이것이 건강을 지키고 마음을 지키며 궁극적으로 나를 지켜나가는 108배 절 운동의 비법인 것이다.

2 | 과학으로 검증하는 108배의 비밀

108배가 당뇨병 치료를 돕는다?

108배는 뇌 계발과 스트레스 해소에 탁월하다?

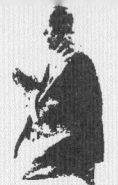

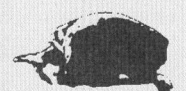

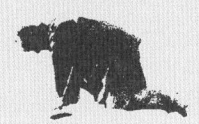

108배 절 운동은 신기할 만큼 높은 질병 치유 효과를 보여준다.
당뇨병, 고혈압과 같은 성인병의 예방과 치료는 물론이고 스트레스를 없애주고
집중력을 키우며 몸의 면역력을 높여준다. 나아가 척추교정과 관절염 치료,
다이어트에도 놀라운 효과를 보이는 것으로 나타났다.
108배의 이런 효능들은 최근 실시된 각종 의학실험을 통해서도
입증되고 있다. 혈당수치를 낮추고 대뇌피질을 발달시켜
집중력을 키워주며 몸의 면역력을 높여주는 108배의 신비가
과학적인 실험결과로 나타나고 있는 것이다.
이 장에서는 당뇨병 실험, 마음수련 실험, 과잉행동장애 실험과
그 결과를 통해 108배의 효능을 직접 데이터로 확인해보자.

108배가 당뇨병
치료를 돕는다?

108배의 질병 치료 효과는 과학적으로도 입증되고 있다. 그러나 사실 다른 운동들도 열심히 하면 스트레스 해소와 집중력 향상, 근력 향상과 면역력 증가 효과 등을 볼 수 있다. '굳이 108배이고 절 운동이어야 하는가' 하는 의문이 있는 것이다. 꼭 108배여야 한다면 그래야만 하는 특별한 이유가 있어야 한다. 물론 절 운동으로 효과를 본 사람들은 이구동성으로 그렇다고 말한다. 특히 당뇨병을 앓는 사람들에게 108배는 신통할 만큼 효험이 큰 것으로 알려져 있다.

어느 여름날 108배 관련 프로그램을 기획하는 단계에서 평소 안면이 있던 강남성모병원의 윤건호 교수님을 찾았다. 저자는

2006년도 〈생로병사의 비밀〉 프로그램 제작중에 당뇨에 관한 주제로 윤건호 교수와 함께 방송한 적이 있었다. 윤 교수는 당시 충주시보건소와 함께 농촌 어른신들 당뇨병 진단과 치료에 아주 열정적이었다. 그래서 그의 연구실을 찾아 108배가 과연 치료 효과가 있을지, 그리고 치료 효과가 있다면 증명해볼 수 있을지 자문을 구했다.

"교수님, 제가 당뇨병 환자들을 많이 만나는데, 이 분들이 108배가 당뇨병에 효험이 있다고 합니다. 정말 그럴까요?" 윤 교수의 대답은 긍정적이었다. "108배, 그거 하려면 무척 힘이 드는 운동인데……. 운동은 당뇨병 환자에게 좋습니다. 108배도 운동의 일종이니 당연히 효과가 있지요".

사실 우리가 체험으로 108배가 몸에 좋다고 느끼지만, 그것을 과학적, 의학적으로 증명하는 것은 또 다른 문제다. 환자 임상사례를 증명하는 데 공신력 있는 기관의 실험이 뒷받침되어야 하고 이에 따른 비용과 시간이 들기 때문이다.

저자는 이 입증의 가능성을 윤건호 교수에게 물어봤다. 그때 한 젊은 의사가 옆에 있었다. "조 박사, 108배가 과연 당뇨병 치료에 좋다는 것을 입증할 수 있을까?" "아 저도 환자들에게서 108배 운동효과 얘기를 많이 듣고 있는데요, 효과가 있을 것으로 생각합니다." 그는 수원 성빈센트병원의 내분비내과 전문의인 조재형 박사였다. 그로부터 2개월 후 제작진은 조재형 박사가 이 실험을 진행하기로 했다는 소식을 들었다.

조재형 박사는 108배 운동 효과 실험에 대한 논의를 진행하던 당시에도 108배의 운동 효과에 관심을 갖고 저자의 의견을 적극적으로 경청한 사람이었다. 평소 당뇨병 환자에게서 108배의 운동 효과를 들어본 적이 있어 108배에 많은 관심을 갖게 되었다는 것이다.

조재형 박사는 방송프로그램과 별도로 당뇨병과 스트레스, 그리고 운동 효과를 논문으로 낼 계획도 가지고 있었다. 특히 그는 '108배가 걷기 운동과 비교해 실제 당뇨병 환자에게 권할 수 있는 좋은 운동인가' 하는 주제에 관심이 많았다. 그래서 실험도 그런 쪽으로 집중되었다. 아마 윤 교수팀과 조재형 박사팀이 도와주지 않았다면 기획단계에서 프로그램을 접었을지도 모른다. 지면을 빌려 두 분께 감사드린다.

실험은 당뇨병을 앓고 있는 신청자들 중 6명씩 절 운동군과 걷기 운동군으로 나눠 실시되었다. 두 운동군이 4주간 각각의 운동을 실시한 뒤 스트레스와 혈당 변화 등 여러 가지 몸의 변화를 알아보는 형태로 진행되었다.

실험 : 108배 운동과 걷기 운동이 당뇨병에 미치는 영향 비교

각각 6명으로 구성된 두 운동군에게 108배와 걷기 운동을 4주 동안 시킨 뒤 두 군의 혈당 변화와 근육량을 비교해보는 실험을 실시했다. 실험 결과를 통해 108배가 당뇨병 환자들에게 더욱 효과적인 운동이 될 수 있는지 확인하기로 했다.

ǀ ǀ ǀ 진행 방식

이 실험을 위해서 혈당, 스트레스 지수, 운동량을 측정하기 위한 첨단 기계가 동원되었다. 연속 혈당 측정기(CGMS), 심전도 측정기(EKG Recorder), 신체활동 측정기(Actical) 등의 기계는 일상생활을 하면서 혈당과 심박수, 운동량을 기록한다는 점에서 이제까지 활용된 기계보다 앞선 장비였다.

특히 연속 혈당 측정기는 일회성으로 혈당을 재는 것이 아니라 그 환자의 72시간의 혈당을 지속적으로 측정할 수 있는 기계다. 5분마다 혈당을 측정해서 혈당의 패턴을 볼 수 있도록 만들어져 있기 때문에 좀더 긴 시간 동안 혈당의 패턴을 알 수 있다. 또 개량된 만보기와 같은 신체활동 측정기도 활용되었다. 이것은 측정할 사람의 신체활동을 칼로리로 계산해주는 기계다. 즉 그 기계에는 측정할 사람이 쉬고 있는지, 걷고 있는지, 빨리 걷고 있는지, 뛰고 있는지로 나누고, 그 사람이 얼마를 움직였을 때 얼마나 신체활동을 했는가를 측정하는 센서가 부착되어 있다. 이 가속도 센서를 이용하면 측정인이 하루 동안 얼마나 움직였는지, 어느 시간대에 움직였는지를 알 수 있게 된다.

또 심전도 측정기는 환자의 몸에 부착해 일상생활에서의 스트레스 정도를 파악하는 데 쓰였다. 스트레스가 혈당에 영향을 미친다는 것은 많은 사람들이 경험적으로 알고 있는 사실이다. 그럼에도 이를 과학적으로 증명하기란 쉽지 않다. 측정자에게 스트레스를 인위적으로 줄 수도 없기 때문이다. 환자에게 무리가 가지 않게 스트레스를 객관적으로 파악하는 방법이 무엇일까? 고민 끝에 선택한 것이 바로 심전도 측정기였다.

실험자들은 이런 장치들을 몸에 부착하고 4주간 실험에 임했다. 제작진도 절 운동군들을 따라다니며 절을 처음 배우는 것부터 집에서 절 운동을 하는 모습, 병원에 와서 다시 기계장치에 데이터를 입력하는 것 등 그들의 생활과 실험에 참여하는 모습을 촬영했다. 다행히 실험에 참가한 절 운동군 환자들의 기대감과 108배에 대한 열의는 기대 이상이었다.

ㅣㅣㅣ **운동 전 실험자들의 상태**

실험 참가자들은 모두 당뇨로 고생하던 사람들로, 그중 몇 명만

소개해본다.

수원에 사는 66세의 박인식(가명) 씨. 그는 최고 혈당치가 400mg/dL(이하 혈당 단위 생략)까지 올라가곤 했다. 108배를 하다 보니 무척 힘이 들고 땀도 많이 흘리게 된다며 효과가 있기를 기대한다고 했다. 108배 동작이 익숙하지 않아서 100번도 어렵사리 채웠는데, 할수록 익숙해지고 기대가 커진다는 것이다.

배숙경(가명) 씨는 고3인 아들의 진학문제를 비롯한 여러 가지 일로 스트레스를 호소하고 있었다. 그녀도 벌써 10년째 당뇨를 앓고 있어 아침, 저녁으로 당뇨약을 복용하는 상태였다. 혈당수치는 높을 때는 300이 넘고, 식전에는 200이 조금 넘었는데, 입원과 퇴원을 반복하면서 인슐린을 맞고 약을 복용했다. 특히 당뇨로 인해 합병증을 앓기도 했는데, 약을 6개월 가량 복용한 뒤에는 스트레스를 받아 잠을 제대로 자지 못했다.

최근에는 왼쪽 어깨가 결리는 오십견 증세도 찾아왔는데, 당뇨가 있으면 오십견도 더 빨리 찾아온다는 말에 우울해했다. 그녀는 평소 운동을 해야 한다고 생각하면서도 워낙 움직이는 것을 싫어해 차일피일 미루고만 있었다. 그러던 차에 절 운동이 좋다는 말을 듣고 실험에 참여하게 됐다며 내심 안도하는 모습이었다.

|ㅣㅣㅣ 실험 결과

실험자들은 4주 동안 72시간마다 병원에 와서 데이터를 입력하고 실험 장비를 부착했다. 그렇게 24시간의 일상생활과 108배의 효과를 측정하는 방식으로 진행되었다.

4주 간의 실험이 끝난 뒤 실시한 결과분석은 놀라웠다. 예상은 했지만 108배의 운동 효과는 예측을 뛰어넘었다. 더욱이 단 4주라는 짧은 시간이었음에도 절하기 전과 후의 데이터들은 확연히 다른 양상이었다. 혈당은 물론 다리근육의 증가, 스트레스 경감 등에서 괄목할 만한 개선 효과가 있었다. 주목할 사실은 걷기군과 비교했을 때, 절하기군이 어느 면에서나 더욱 좋은 수치

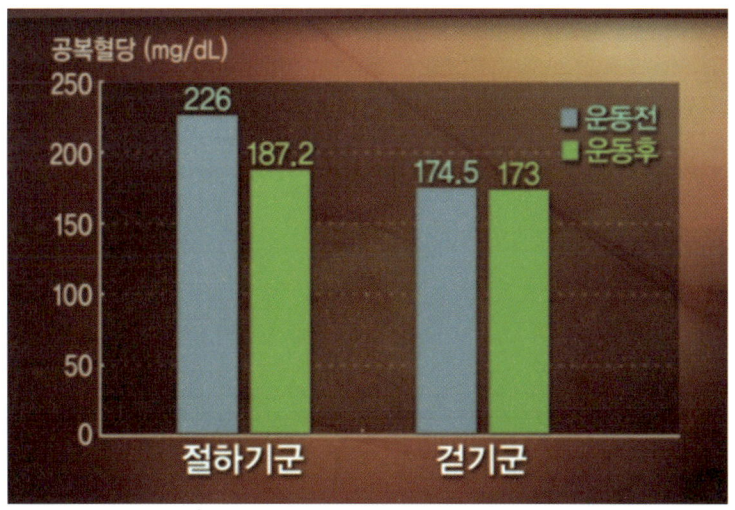

108배 운동군과 걷기 운동군의 실험 전후 공복혈당 변화 비교.

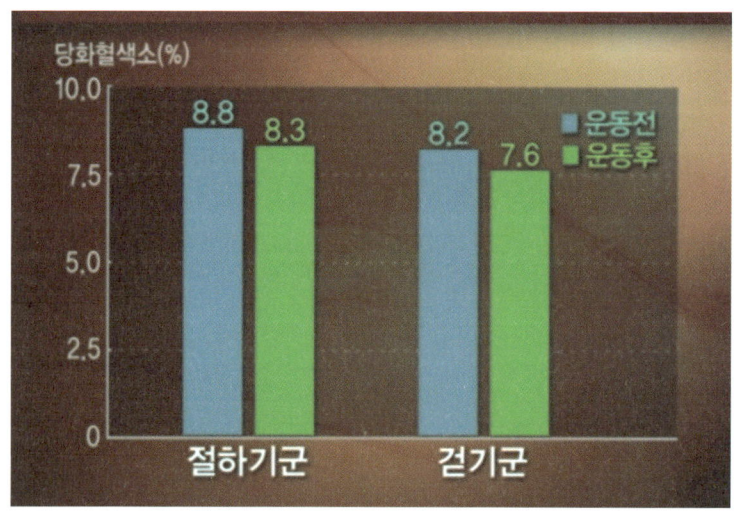

108배 운동군과 걷기 운동군의 실험 전후 당화혈색소 변화 비교.

를 나타냈다는 사실이다. 이 실험 결과 절 운동이 걷기 운동보다 더욱 좋은 운동임이 입증되었다.

구체적으로 보면 108배 운동군 6명 중 5명에게서 혈당 개선 효과가 나타났다. 박인식 씨의 경우는 혈당약을 끊을 정도로 호전을 보였는데, 이는 특이할 만한 사례로 꼽혔다.

108배가 걷기 운동보다 혈당수치를 더 많이 낮춘다

실험 결과에서 드러나듯 공복혈당의 경우 걷기군은 혈당 변화가 별로 없는 반면에 절하기 운동군에서는 226에서 187.2로 혈당수치가 무려 39나 떨어졌다. 장기간 높은 혈당상태인 환자의 몸에서 형성되는 혈색소인 당화혈색소는 두 운동군이 모두 비슷한 상태로 낮아졌고, 안정적인 것으로 나타났다.

이런 결과에 대해 실험에 참가했던 환자들도 상당히 고무된 표정이었다.

"처음에 할 때는 운동이 될까 의심도 했습니다. 그러나 매일 세 번씩 당 체크를 하다보니 혈당치를 떨어뜨리는 데 상당히 효과가 큰 것으로 나타나더군요. 저도 놀랐습니다. 직접 체험해보니 다른 환자들에게도 절 운동을 권하고 싶다는 생각이 절로 들

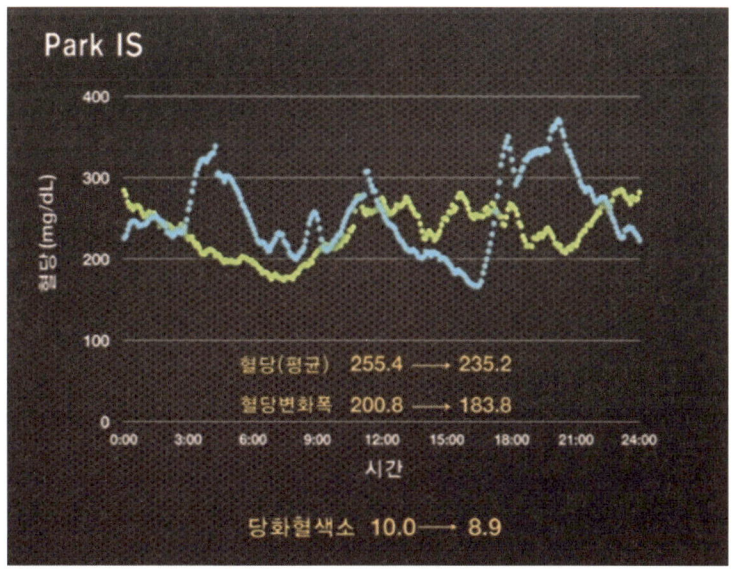

박인식씨는 4주 간의 108배 수련으로도 혈당과 혈당 변화폭이 모두 줄어드는 효과를 보았다.

었어요."

실험에 참가했던 김운섭(71세) 씨의 참가 후 소감이다.

실험을 주관했던 조재형 교수는 개개인의 특성이 있지만 전체적으로 108배의 운동 효과가 상당히 크다고 말했다. 기습성 저혈압이 심하거나 앉았다 일어날 때 어지러운 사람을 제외하면 절하기 운동은 당뇨병 환자에게 아주 유익한 운동이라는 것이다.

108배는 혈당 등락폭의 변화를 적게 한다

108배 운동군에서는 당이 떨어지는 등락폭이 매우 적은 걸로 측정되었다. 이는 아주 유의미한 결과였다. 개개인을 분석해보면 그 결과가 더욱 고무적임을 알 수 있다. 실험자 박인식 씨는 평균 196 정도이던 혈당수치가 130 정도로 떨어졌다. 고무적인 것은 혈당수치의 등락폭이 줄어들었다는 점이다.

원래 같은 혈당수치여도 올라갔다 내려오는 등락의 변화가 클수록 안 좋은데, 또 다른 실험 참가자는 혈당 변화폭이 상당히 컸던 경우다. 그의 혈당수치는 절 운동 하기 전에는 평균 123이었는데, 절 운동을 한 이후 51로 줄어들었다. 혈당 자체도 떨어졌을 뿐 아니라 등락폭도 줄어든 매우 이상적인 결과가 나온 것이다.

함께 실험에 참가했던 배숙경 씨도 마찬가지였다. 혈당수치가 박인식 씨보다 훨씬 안 좋은 경우였는데 결과를 보면 혈당수치 평균이 280에서 227로, 변화폭도 117에서 89로, 당화혈색소는 9.7%에서 9.2%로 줄어들었다.

김운섭 씨의 경우도 혈당이 전반적으로 200에서 300 사이에 있고 변화폭이 큰 편이었다. 그런데 절 운동을 한 이후에 상당히 호전된 결과로 나타났다. 혈당 평균은 202에서 156으로, 변화폭은 157에서 110으로, 당화혈색소는 7.4%에서 7.0%로 좋아진 것이다.

김순옥 씨는 발목이 아파서 운동을 많이 하지 못하는 분이었다. 그도 보통 혈당수치가 100에서 300 이상까지 올라가 평균 200 정도 왔다갔다 할 만큼 변화폭이 심했다. 그런데 이 실험자 역시 등락폭이 상당히 줄어든 것으로 나타났다. 평균 혈당은 266에서 190 정도로, 변화폭은 188에서 65 정도로 변했다. 당화혈색소는 9.3%에서 9.1%로 줄어들었다.

절 운동을 무척 열심히 했던 박인식 실험자는 원래 혈당의 변화폭이 굉장히 심했고 혈당수치가 400 근처까지 자주 올라갔었다. 그 또한 절 운동 후 혈당 변화폭과 혈당수치 모두 줄었다. 혈당은 255에서 235 정도로, 등락폭은 200에서 183으로 줄었다. 당화혈색소도 10%에서 8.9% 줄어든 것으로 나타났다. 박인식 실험자는 절 운동 후에 전용하던 약을 끊은 사례로 남았다.

108배는 스트레스 지수를 낮춰 당뇨병 치료에 도움을 준다

실험자들의 심전도 데이터도 놀라운 결과를 보여주었다. 108배를 하는 사람들은 대부분 108배를 하고나면 숙면을 취할 수 있다고 이구동성으로 말한다. 만약 그 말이 신빙성이 있다면 108배가 불면증 치료에도 효과가 있을 것이라 유추해볼 수 있다.

    심전도 데이터는 그런 가능성들을 과학적으로 입증해주었다. 심전도 분석은 일단 72시간 심전도 모니터링한 것을 가지고 기존에 나와 있는 분석 방식 중에 대표적인 다섯 가지 분석방법을 사용했다. 이것을 다시 인덱스 점수화했는데, 그 스트레스 지수가 1.48에서 1.25로 줄어들었다. 108배 운동군 6명 중 4명은 줄

	108배 운동군
실험 전	1.48
실험 후	1.25
변화 정도	−0.25

운동 후 스트레스 지수의 변화

어들었고, 이중 2명은 매우 낮기 때문에 수치 자체가 잘 유지되고 있음을 보여주었다. 이 수치는 교감신경계와 부교감신경계의 비를 말하는데, 이것이 높을수록 교감신경계가 많이 흥분돼 있음을 나타낸다. 따라서 이 수치가 줄었다는 것은 교감신경계의 흥분이 상당히 내려갔음을 의미한다. 즉 108배를 통해 마음이 안정되었음을 보여주는 것이다. 실제로 실험 참가자들 모두가 108배를 통해 불면증이 줄어들고 가슴이 두근거리는 증상도 줄어들었다고 했다.

당뇨병 환자를 위한 효과적인 운동법

무조건 108배가 최고의 운동이라고 단정지을 수는 없을 것이다. 걷기 운동 또한 108배보다는 효과가 적지만 똑같은 유산소 운동으로 혈당을 떨어뜨리는 것으로 나타났기 때문이다. 그러므로 당뇨병 환자에게는 걷기 운동이든 108배 운동이든 자신의 신체와 잘 맞는 운동이 최고의 운동일 수밖에 없다.

특히 기습성 저혈압이 심하다든가 앉았다 일어나는 데 어지러움을 느낀다든가 무릎에 문제가 있는 사람들은 오히려 108배를 피하고 걷기 운동을 하는 게 나을 수도 있다. 그럼에도 108배가 걷기 운동보다 더 주목받는 데는 그럴 만한 이유가 있다. 특히 다른 운동에 비해 108배 운동이 시간과 장소에 제한을 덜 받는다는 점을 들 수 있다.

걷기 운동을 하려면 일단 실외로 나가야 하고 많이 걸어야 한다. 따라서 날씨가 좋지 않으면 하기 힘든 운동이다. 또한 당뇨 환자들 가운데는 다리가 불편한 사람들이 많다. 중풍을 앓았다든가 다리가 불편하다든가 신경병증이 있는 환자들은 걷기가 불편할 수도 있다. 특히 당뇨 신경병증이 있는 환자들은 걷다가 당뇨 족부궤양이 생겨 다리에 심한 염증을 일으킬 수도 있고, 병원치료를 해야 할 수도 있다.

그런 제약에 비한다면 108배는 아무데서나 어디에서나 할 수 있는 운동이다. 접근성에 있어서도 다른 운동에 비해 최고의 운동이다. 바깥 날씨에 구애받지 않고 집에서 할 수 있을 뿐 아니라 걸음걸이가 불편하거나 당뇨 족부궤양이 염려스러운 환자들도 위험 없이 할 수 있기 때문이다. 또한 단지 10~20분만 해도 걷기 운동에 비해 금방 효과가 나타난다. 시간 대비 효과 면에서도 훨씬 유리한 운동이라 할 수 있다.

108배는 명상 효과도 얻는 복합운동이다

108배는 근육 운동과 유산소 운동이 결합된 복합운동이다. 실험 결과 걸어다니면서 아령을 드는 정도의 운동 효과를 갖는 것으로 밝혀졌다. 걷기 운동은 단순히 혈당만 떨어뜨리지만 108배는 근육량을 늘리는 효과까지 가져온다. 근육량이 늘면 에너지를 쓰는 데 혈당을 많이 소모해야 하므로 유리지방산도 소모하게 된다. 즉 복합적으로 좋은 효과를 얻을 수 있다. 실험 결과는 단지 4주간의 운동만으로도 근육량이 상당히 늘었음을 보여주고 있다. 108배를 3개월 이상 지속하면 훨씬 더 좋은 결과가 나올 것이라 예상된다.

 108배는 환자들의 심리를 안정시켜주는 명상효과도 있다. 실험 참가자들은 대부분 교감신경계의 흥분 정도가 안정된 것으로 나타났다. 이런 결과는 환자의 심리적 불안상태를 회복시켜줄 수 있음을 보여준다. 실험에 참가한 사람들 모두 108배를 한 뒤에 편안함을 느끼고 잠을 잘 잤다고 말했다. 이것 자체가 108배 명상 효과에 대한 신빙성을 높여주는 것이다.

108배는 뇌 계발과
스트레스 해소에 탁월하다?

108배와 수승화강

108배를 하거나 새로 시작한 수련자들 대부분이 말하는 효과 중 빼놓을 수 없는 것이 마음수련이다. 108배가 몸을 튼튼하게 하는 것 못지않게 마음도 편안히 해주기 때문이다. 일상의 스트레스는 현대인을 불행으로 내모는 주범 중 하나다. 그런 점에서 108배의 마음치유 효과는 매우 의미있는 발견이라 할 수 있다. 108배 수행자들은 대부분 108배를 하면 숙면을 취한다고 말한다. 또한 마음이 편안하게 안정되는 경험을 했다고 말한다.

그렇다면 이런 효과는 108배가 유산소 운동이기에 가능한 것일까, 아니면 다른 무언가가 있어 마음을 편안하게 하는 것일까? 좀 더 깊이 있게 분석할 필요가 있었다.

제작진은 먼저 마음수련이 어떤 과정으로 어떻게 이루어지는지 추적해보기로 했다.

먼저 108배의 복식호흡에 주목하지 않을 수 없었다. 108배를 오래한 수련자들은 하나같이 복식호흡의 중요성에 대해 언급한다. 대다수의 수련자들이 복식호흡을 강조한다면 그만큼 중요한 것임에 틀림없다. 저자도 108배를 처음 할 때 가장 힘들었던 것이 호흡법이었다. 엎드렸다 일어섰다를 반복하며 호흡을 맞추는 게 여간 어렵지 않았다. 어느 때는 편하다가도 어느 때는 얼굴이 상기될 정도로 숨이 가빴다. 그러다 천천히 절을 할 때는 호흡이 잘 됐고 빨리 절을 할 때는 그 속도를 못 맞춰 헉헉대야 했다. 나는 앉았다 일어섰다 굽히고 숙였다가 다시 펴는 반복된 동작에서 호흡이 일반운동과 매우 다름을 실감했다. 즉 몸의 리듬에 맞춰 호흡해야 108배가 부드럽게 잘 이루어짐을 체감했던 것이다.

108배를 널리 알린 청견스님 또한 108배는 가슴과 어깨로 하는 흉식호흡이 아닌 복식호흡임을 누누이 강조했다. 일어서면서 허벅지 사두박근을 조이고 배꼽 아래의 단전을 이용해 숨을 쉬는 운동이어야 하는 것이다. 그렇다면 이런 복식호흡이 신체에 끼치는 영향은 구체적으로 어떤 것일까?

우선 복식호흡을 하게 되면 먼저 복압이 높아지고 심장의 압은 떨어지게 된다. 그래서 자연스럽게 심장으로 혈액이 흘러들어가게 되고, 이에 따라 심신의 안정이 이뤄지며 부교감을 활성화시키는 장점이 있다. 일반적으로 운동을 하면서 복식호흡을 하기는 좀 어렵다. 유산소 운동을 할 경우에는 흉식호흡을 하게 되고 운동이 끝났을 때 복식호흡을 할 수 있게 된다. 즉 걷기 운동은 유산소 운동이긴 하지만 복식호흡이 이루어지는 운동은 아니다.

그렇다면 서양식 운동의 호흡법과 복식호흡이 어떻게 다른지 구체적으로 살펴보도록 하자. 달리기나 테니스 등 서양식 운동은 복식호흡으로 이루어지지 않는다. 충분한 산소를 빨리 공급하기 위해 흉식으로 호흡이 이뤄진다. 입이나 코로 인위적으로 숨을 들이쉬어서 가슴을 부풀리는 호흡이 흉식호흡인데, 배까지 산소를 머금은 혈액이 제대로 공급되지 않는다.

이에 반해 108배와 같은 절 운동은 동작을 시작할 때부터 복식으로 호흡을 이끌어냄으로써 뇌뿐만 아니라 오장육부 내장에도 충분히 혈액을 공급할 수 있는 장점이 있다. 이것을 한의학에서는 '수승화강'이라고 하며 옛 사람들은 이것을 인체 건강의 척도로 아주 중요시 여겼다.

'수승화강(水昇火降)'이란 뜨거운 기운은 내려오고 찬 기운은 올라가서 머리는 차게 되고 배는 따뜻해짐을 뜻한다. 예를 들어서 머리가 찬 것은 물의 기운이 위로 올라가는 것이고 아래가 따뜻하다는 것은 열의 기운이 아래로 내려간다는 것이다. 그렇게 되면 오장육부에서 혈액과 기운의 순환이 이뤄진다. 수승화강으로 자연스럽게 순환이 이루어지면 몸의 균형이 유지되는데, 만약 이것이 어긋나 머리는 뜨겁게 되고 배는 차갑게 된다면 순환이 깨지게 되고 내장기관에 혈액이 공급되지 못하는 것이다. 머리에 열이나 두통이 생기면 건강의 균형이 깨지는 것이다.

그렇다면 흉식호흡보다 복식호흡이 무조건 좋은 것일까? 둘 사이의 차이는 무엇일까? 이에 대해 숙명여대 체육학부의 고유선 교수는 충분히 빠른 시간 안에 온몸에 골고루 산소를 공급해준다는 측면에서 복식호흡이 매우 좋은 효과를 가져올 수 있다고 말한다.

"대체적으로 복식호흡을 하면 단전을 통해 내장기관 구석구석에 충분한 혈과 기가 공급되므로 온몸이 따뜻하게 유지됩니다. 내장기관과 더불어 뇌까지 골고루 산소가 공급되므로 복부 쪽은 굉장히 따뜻해진다고 볼 수 있습니다. 반면 달리기와 같은 유산소 흉부호흡 운동은 교감신경을 활성화시킵니다. 이로 인해 심혈관계의 강화를 이끌어내지만 어찌 보면 억지로인 측면이 있습니다. 반면 기공이나 108배는 복식호흡으로 부교감신경을 이끌어내서 심신의 안정과 더불어 몸에 충분한 산소를 공급해줍니다. 15~30분 만에 심신의 안정에 도달할 수 있다는 장점이 있죠."

어느 것이 더 효과적이라 단정지을 수는 없다. 하지만 심신의 안정, 즉 마음수련이라는 측면에서만 보면 복식호흡법이 훨씬 더 효과적이다. 그래서인지는 몰라도 서양의 운동들이 대체적으로 경쟁을 주목표로 하는 반면 기공과 절 운동 같은 동양의 수행은 수련자의 마음의 안정을 목표로 하는 경우가 많다.

그렇다면 호흡으로 인해 108배 운동과 걷기 운동은 어떤 차이점을 보일까? 저자와 제작진은 걷기 운동을 흉식호흡으로, 108배를 복식호흡으로 보고 체열분포를 통해 미묘한 차이를 알아보기로 했다. 복식호흡으로 정말 단전에 열이 모아진다면 체열측정기 상에 배꼽 아래 단전에서 열이 감지될 것이기 때문이다.

실험 : 복식호흡과 흉식호흡이 체열에 미치는 변화 비교

108배 운동군과 걷기 운동군에게 각기 10분간 운동을 시킨 후 몸의 온도변화가 어떻게 나타나는지 두 운동군을 비교해본다. 실험 결과를 통해 복식호흡과 흉식호흡이 몸에 미치는 차이가 어느 정도인지 알아본다.

| | | | 실험 결과

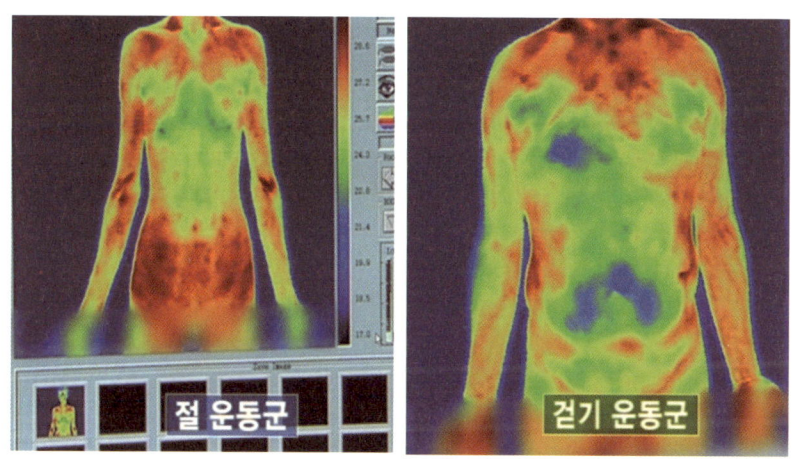

박인식(가명) 씨는 4주간의 108배 수련으로도 혈당과 혈당 변화폭이 모두 줄어드는 효과를 보았다.

108배 운동군과 걷기 운동군의 체열은 개인마다 달랐다. 그럼에도 확인된 각 운동군의 체열 평균은 대체적으로 차이가 있었다.

■ 얼굴

(단위 ℃)

	108배 운동군	걷기 운동군
실험 전	30.9	31.3
실험 후	28.9	30.0
변화 정도	-2	-1.3

■ 가슴

	108배 운동군	걷기 운동군
실험 전	30.0	30.0
실험 후	25	25
변화 정도	−5	−5

■ 단전

	108배 운동군	걷기 운동군
실험 전	32.0	30.0
실험 후	32.2	26
변화 정도	+0.2	−4

108배 운동군과 걷기 운동군의 체열 비교표.

얼굴의 경우 108배 운동군은 30.9도에서 28.9도로 안면 온도가 약 2도 떨어졌다. 이에 비해 걷기 운동군은 31.3도에서 30도 정도로 1.3도 떨어졌다. 두 운동 모두 안면의 온도가 하강했음을 알 수 있다. 즉 운동을 하면 머리가 맑아지고 시원해지는 느낌을 받는데 이것은 안면의 온도가 떨어지기 때문이다.

물론 역기나 달리기 등 순간적으로 힘을 주거나 전력을 다하는 운동의 경우 심장의 빠른 혈액 공급으로 인해 전신에 피가 돌게 되고 이에 따라 안면의 온도가 상승할 수 있다. 안면 온도는 108배나 걷기 운동 모두 온도가 하강해서 유산소 운동은 모두 온도를 하강시키는 것으로 나타났다.

가슴 부위는 하락 정도가 더 컸는데, 두 운동 모두 30도에서 25도로 무려 5도 가량이나 떨어졌다.

그런데 단전, 즉 배꼽 아래 부분의 열은 두 운동 사이에 차이가 많이 났다. 걷기 운동군은 30도에서 26도로 약 4도 가량 체온의 변화가 있었다. 그런데 108배의 경우는 결과가 다르게 나왔다. 32도에서 32.2도로 별다른 변화가 없는 것이다. 걷기 운동군의 단전 부위 체온이 떨어진 반면 108배의 경우는 체온이 그대로 유지되고 있음을 보여준 것이다.

체열측정 모니터를 보면 절 운동군은 상체보다 하체에 열이 더 많이 감지되는 것으로 나타났다. 특히 절 수련을 오래한 참가자의 경우 다른 참가자에 비해 유난히 상체의 온도가 낮았고, 하복부 단전의 온도는 높아 체열 사진이 아주 붉게 나타났다.

심신 안정과 뇌 활성화에 도움을 준다

실험 결과는 108배 운동이 머리의 온도는 낮춰주면서 배꼽 아래 단전의 온도는 그대로 유지시켜줌을 잘 보여주고 있다. 이는 수승화강 효과가 커서 심신 안정에 도움을 주고 있음을 입증하는 결과다.

현대인은 대부분 스트레스에 짓눌려 산다. 동양의학적으로 보면 스트레스를 많이 받고 정서적으로 불안한 경우엔 그 사람의 머리나 가슴에 열이 많이 찬다. 이런 사람들은 대체로 호흡이 얕은데 개중엔 크게 한숨을 쉬는 사람도 있다. 두통으로 머리가 지끈거리는 사람의 이마는 뜨겁다. 또한 속이 상해 화병을 앓는 사람에게서도 뜨거운 기운이 가슴으로부터 뭉쳐져서 나온다. 이런 스트레스나 화병을 다스리기 위해서 머리는 차게, 단전은 덥게 해주어야 한다.

108배와 걷기 운동 후의 체열분석 결과 108배는 우리 몸에 항상성을 가져다준다. 특히 단전 부위에 온도 변화가 없는 것으로 나타나 한방에서 말하는 '수승화강' 효과를 입증하고 있다.

체열분석에 대해 동국대학교 일산병원 한방신경정신과 구병수 교수도 비슷한 견해를 밝히고 있다.

"한방적인 이론으로 설명하자면 특히 머리 쪽의 열기는 인체 밑으로 내려가야 하고 하복부의 단전에 있는 인체의 열기는 위로 올라가서 인체의 상하운동이 잘되어야 기억력이라든지 마음의 편안함을 얻을 수 있는 수승화강 효과가 나타나는 것이라 할 수 있습니다."

걷기 운동이나 달리기는 주로 다리만 움직이는 운동이다. 이에 반해 108배는 머리부터 발끝까지 모두 움직여야 하는 운동이다. 즉 이처럼 머리를 위에서 아래까지 움직이는 동작은 108배 이외에 다른 어떤 운동에서도 찾아볼 수 없다. 그래서 머리 쪽의 혈류에 상당히 많은 변화를 줄 수 있다. 이를테면 물구나무서기를 계속하는 것과 마찬가지 효과라 볼 수 있다. 특히 108배는 머리의 위치를 계속 변화시키는 운동이다. 108배를 하면 저절로 뇌운동이 이루어질 수 있는 것이다.

신체의 항상성을 유지해준다

내외부적인 요인으로 몸에 이상이 생겨 균형이 깨지면 우리 몸은 이것을 스스로 바로잡으려 한다. 이런 힘을 동양의학, 즉 한방에서는 항상성이라 말한다. 108배를 하면 바로 이런 몸의 항상성이 유지되는 효과가 있다. 108배를 하기 위해선 앉았다 일어났다 머리를 숙였다 들었다를 반복해야 한다. 또한 호흡을 천천히 길게 하면 심신이 안정되어간다. 그러니까 우리 몸이 쾌적하고 마음이 편안한 상태에 있으면 몸의 항상성도 잘 유지되는 것이다. 108배는 바로 이 항상성을 유지해주는 데 아주 좋은 운동이다.

절하는 동작과 자세에 집중하고, 단순히 숫자를 세다 보면 생활의 고민들이 잠시 잊혀진다. 그러므로 108배를 할 때에는 빠르게 할 필요가 없다. 급하게 하는 것은 108배의 정신에 위배된다. 절의 횟수도 꼭 108번에 맞출 필요가 없다. 그저 자신에게 맞는 방식으로 편하게 하면 된다. 빠르게 절하는 게 아니라 천천히 경건하게 절을 하다보면 호흡도 절로 부드럽고 편안하게 바뀐다.

　절하는 동작을 생각하고 천천히 숫자를 세어나가다 보면 머리를 짓눌렀던 스트레스가 사라지게 된다. 하나, 둘, 셋이 어느새 마흔하나, 마흔둘, 마흔셋이 되고 108에 이르게 되면 호흡도 자신도 모르는 사이 고르게 쉬고 있음을 느낄 수 있다. 몸은 항상성을 유지하면서 호흡은 고르게 되고 마음은 편안함을 얻는 것이다.

집중력을 키워준다

108배를 제대로 하기 위해서는 무엇보다 집중이 필요하다. 집중력은 그리 쉽게 얻어지는 게 아니다. 집중력 향상을 위한 수많은 수행법들이 있다. 그러나 그것을 제대로 익히는 데만 평균

3~4년 걸리는 게 보통이다. 그런데 108배 운동은 짧은 시간 동안 집중력을 향상하는 데 최고의 효과를 보여준다.

구병수 교수는 "집중이 이루어진다는 건 인체에 면역이 자꾸 생기는 것"이라고 말한다. 한방적으로 보면 "사람이 잡생각을 하면 자꾸 기가 빠져나가는데, 한방 치료로 이런저런 잡생각을 없애주면 인체에서 자연 힘이 생긴다"는 것이다. 그러나 이 잡생각이란 정상적인 사람들도 모두 하고 있고, 또 잡생각을 전혀 하지 않기란 매우 힘들다. 그런데 절은 바로 이 잡생각을 없애는 효과를 가지고 있다. 절을 계속해도 피곤하지 않은 이유가 바로 이 집중 때문이다.

108배가 집중력을 향상시키는 이유를 다르게 분석해볼 수도 있다. 어떤 물리적인 방법으로 뇌에 자극을 줄 수 있는 방법은 지극히 제한되어 있다. 약물 같은 것이 그 한 가지 방법이긴 하다. 그러나 우리 뇌에는 기본적으로 약물 작용을 거부하는 특성이 있다. 뇌 자체가 특수한 약물의 작용만을 허용하는 것이다. 결국 외부에서 뇌를 자극할 수 있는 방법은 호흡밖에 없다. 108배를 하면 바로 이 복식호흡이 뇌에 영향을 미쳐 집중력 향상으로 이어진다고 분석해볼 수 있다.

겸손함을 가르쳐준다

108배가 마음을 안정시키고 편안하게 해주는 이유를 다른 각도에서 분석해보자. 인문학적으로 보자면 108배 동작에서 풍겨나오는 경건함에 주목할 수 있다.

한국인이라면 누구나 절을 할 때, 경건한 마음을 가진다. 절을 하는 순간 나쁜 마음을 품기란 쉽지 않다. 그 동작 자체가 가지는 어떤 경건함 때문이다.

어떤 절이든 절을 하는 순간에는 마음이 경건해지게 마련인데, 이는 절이 가지고 있는 동작 때문이다. 이를 불교적으로는 '하심'을 기른다고 말한다. 자신의 가장 소중한 부분을 다른 사람이 밟고 지나가는 바닥에 대기 때문이다.

현대를 흔히 자기 PR시대라고 한다. 자기를 조금이라도 더 알리고, 조금이라도 튀어야 경쟁사회에서 살아남는 시대이기 때문이다. 그래서 현대인들은 더욱더 교만해지고 이기적이 되어간다. 그러나 108배는 내려놓는 동작을 통해 본능적으로 겸손과 배려를 가르친다. 그렇게 얻어진 겸손함이 결국 욕심을 버리게 한다. 그렇게 욕심이 비워진 마음은 편안하고 안정될 수밖에 없는 것이다.

특 별 한 실 험

108배로 과잉행동장애(ADHD)를 극복하다

초등학생 40명 중 3~4명이 앓고 있는 과잉행동장애란?

미국의 수영 황제 마이클 펠프스는 자신이 어린 시절 ADHD 환자였다고 밝혀 주위 사람들을 놀라게 했다. ADHD(Attention-Deficit Hyperactivity Disorder ; 과잉행동장애)는 주의력이 떨어지고 산만하며 자신의 의사를 관철하기 위해 과잉행동을 보이는 정신장애 질환이다.

사람들이 정신장애 질환을 숨기려는 경향이 있는 탓에 ADHD도 일반인들에게 다소 생소한 용어다. 그러나 알고 보면 꽤 많은 이들이 이 질환을 앓고 있는 것으로 보인다.

유명 인사나 위인들 중에도 어린 시절 이 질환을 앓았던 이들이 꽤 많을 것으로 알려졌다. 에디슨, 아인슈타인 등과 같은 천재들도 어린 시절 ADHD를 앓았다고 한다. 학계에서도 ADHD를 앓는 환자들이 의외로 많다고 보고 있다. 초등학생의 경우 대략 40명 정원 학급에 3~4명 정도 있다는 것이다. 최근에는 사회가 다변화되고 생활환경이 달라져서인지 ADHD로 고생하는 어린이들도 급증하는 추세다.

ADHD의 유병률은 소아정신과 관련 질환 가운데 가장 높다. 일반적으로 소아기에 발병하는 ADHD가 청소년기 이후 성인기까지 지속되는 경우는 30%에서 많게는 70%까지 이른다. 유아 및 아동기에는 남아의 유병률이 여아의 경우보다 약 3배 정도 높은 반면 성인기 ADHD의 유병률은 성별에 따른 차이가 별로 없다. 아동 ADHD 환자의 유병률 3~8% 및 성인기까지 ADHD 지속 확률 30~70%를 감안해 산출하면 성인 ADHD의 유병률은 약 0.9~5.6%로 추산할 수 있다. 실제로 성인의 약 2% 정도가 ADHD 환자라고 한다.

ADHD의 원인에 대해서는 다양한 가설이 제기되고 있다. 그러나 가장 근본적인 원인은 신경, 화학적 요인에 의한 것이라는 해석이 지배적이다. 그러나 해부학적, 유전적,

환경적 요인들이 상호작용을 하는 복잡한 특성을 보이는 질환이므로 부모들은 "내 잘못 때문에 우리 아이가 ADHD를 앓는다"는 식의 부담감을 느끼지 않아야 한다.

ADHD 치료를 위해서는 약물요법, 인지·행동적 접근, 부모훈련, 미술치료 등이 시행되고 있다. 그러나 최근에는 아동의 자율적인 신체적 활동을 요구하는 운동치료와 같은 치료법이 권장되고 있다.

그렇다면 이런 ADHD와 108배는 어떤 관련이 있는 것일까? 적어도 ADHD의 치료에 108배가 효과적일 수 있다고 보여진다. 108배를 대중화시키는 데 앞장섰던 청견스님은 "수험생이 절을 하면 집중력이 높아져 성적이 향상될 수 있다"고 말한 바 있다. 만약 이 말이 맞다면 108배가 ADHD 환자들의 치유에도 효과가 있을 것으로 기대된다. 그래서 저자와 제작진은 108배가 학생들의 ADHD 치료에 어느 정도 기여하는지 실험해보기로 했다.

| | | 실험 전 준비과정

제작진은 운동이 주의력을 개선시키는지에 대한 연구 사례부터 조사해보았다. 그 결과 2004년 『한국체육교육학회지』 제9권에 실린 하나의 논문을 찾을 수 있었다.

호원대학교의 허정식이 쓴 「프로그램화된 신체운동이 주의결핍 과잉행동장애(ADHD) 아동의 자기개념, 주의 및 행동에 미치는 영향」이란 논문이었다. 이는 ADHD의 약물치료 성공률이 낮고 약물 부작용이 있어 운동을 통한 ADHD 아동의 치료효과를 연구한 것이었다. 운동이 뇌와 중추신경계의 신경전달물질에 영향을 미칠 수 있기 때문에 프로그램화된 운동을 지속적으로 시킨다면 ADHD 아동의 주의력을 향상시키고 충동성을 억제할 수 있으리라 본 것이다.

실험에 참가했던 어린이는 전북 전주시 한 초등학교 3, 4, 5학년 720명 중의 17명. 운동프로그램은 12주 동안 진행되었는데 매주 월, 수, 금요일 오후 한 시간씩 총 36회로 구성되었다. 매회별 운동프로그램은 준비운동(5분), 태권도수련(20분), 검도수련(20분), 단전호흡(10분), 정리운동(5분)의 순서로 60분간 실시되었다.

실험 결과는 주목할 만했다. 실험에 참가한 어린이 모두의 주의집중이 향상되었고 자신감이 증진되는 심리적 효과와 체력이 향상되는 신체적 효과를 거둔 것으로 나타났다. 제작진은 이를 원용해 108배를 ADHD 학생들에게 6주간 실시해보기로 했다. 그렇게 한 뒤에 집중력 향상이 나타나는지 알아보려는 것이다.

실험은 순탄하게 진행되지 않았다. 무엇보다 실험을 하겠다고 나서는 대상자가 좀처럼 나타나지 않았다. ADHD가 정신질환이라는 이유로 부모나 본인 모두 공개를 원치 않는 경우가 많았다. 자칫 실험이 무위로 돌아갈 위기에 처한 상황이었는데, 다행히 N대안학교에서 참여하겠다는 연락을 보내왔다. N대안학교에서는 2년 전부터 체육시간에 108배를 도입해 간간이 학생들에게 시켜보았는데, 어느 정도 효과를 보았다는 말도 해주었다.

N대안학교는 이런 저런 이유로 기존 학교에 적응하지 못한 학생들로 채워져 있다. 말썽을 부리다가 온 학생, 너무 내성적이어서 왕따를 당해 온 학생, 폭력적이어서 도저히 학교에서 지도할 수 없었던 학생 등 모두 15명의 학생들이 중학교 과정을 이수하고 있었다.

제작진이 이들의 수업모습을 촬영하기 위해 갔을 때도 이들은 선생님의 말을 전혀 듣고 있지 않았다. 종이접기를 하는 사람, 화장을 하는 여학생, 몸을 완전히 돌려 뒤의 학생과 잡담을 하는 학생, 엎드려 잠을 자는 학생 등 말 그대로 선생님 따로 학생 따로인 상태였다. 교실인지 휴게실인지 분간이 안 갔다.

108배 수련이 ADHD 학생들에게 미치는 영향 실험

ADHD를 앓고 있는 학생들에게 6주간 108배를 시켜본 뒤, 집중력 향상이 나타나는지 데이터로 알아본다. 이를 통해 108배가 ADHD 치료에 어느 정도 효과가 있는지 확인해 본다. 실험 참가 학생들이 집중력 향상 이외에 얻는 다른 효과가 있는지 알아본다.

ㅣㅣㅣ 실험 진행 과정

N대안학교 학생들을 대상으로 먼저 심리검사를 진행했다. 외관상으로 집중력이 떨어지고 충동조절을 못하더라도 과연 이들이 ADHD군에 속하는지 정확히 알아야 했기 때문이다. ADHD 진단을 위해서는 기본적으로 첫째, 지능검사의 소검사 항목 둘째, 주의 집중력의 변화를 분석하는 ADS 셋째, 정서적 변화를 알아보기 위한 자기보고식 검사 중 자아존중감, 분노 통제, 정서 통제, 스트레스 대처, 사회적 지지, 우울감 척도, 상태 특성 불안 검사를 실시해야 한다. 세 가지 측정도구는 한국 웩슬러 아동지능 검사(K-WISC-Ⅲ), 주의력 검사(ADS), 자기보고식 검사다. 이중 주의력 검사는 시각 버전과 청각 버전으로 구성되어 있는데, 연습효과

가 없어서 가장 객관적으로 주의력결핍 여부를 파악할 수 있는 검사다. 자기보고식 검사는 자아존중감, 대인관계기술 척도, 자기 통제 등 여섯 가지 세부 항목을 검사하는 것으로 과잉행동을 억제할 수 있는지 여부를 판단하는 데 도움이 된다.

제작진은 학생들을 어렵게 한날 한시에 모아 검사를 수행했다. 그 결과 주의력결핍 행동장애를 진단받은 학생은 14명 가운데 4명이었다. 제작팀은 학생들이 108배 수행을 마친 뒤에도 사전조사 때 검사했던 방식대로 학생들을 측정하기로 했다. 사전검사에서 ADHD 진단을 받은 4명 모

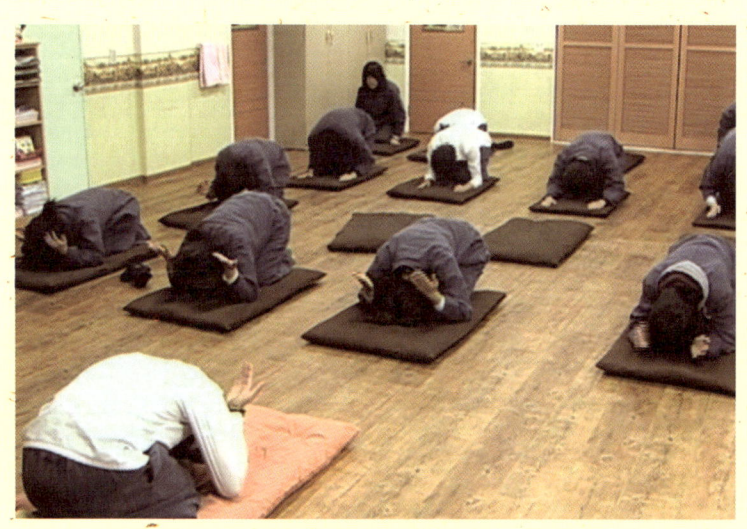

108배 수련 중인 N대안학교 학생들 N대안학교 학생들은 처음에는 108배 수련에 부정적이었으나 점차 수련을 통해 집중력이 높아지고 심리적인 안정감을 찾아갔다.

두 심리적으로 우울한 상태였다. 그중 2명은 경도 우울, 2명은 중등도 우울 상태였다. 또한 4명 중 1명은 불안도가 무척 심해 별도로 부모님께 통보되었다. 제작팀은 이들 주의력결핍 장애가 있는 4명의 학생들을 대상으로 실험했다. 즉 6주 동안 매일 108배를 실시한 뒤에 ADHD 개선 효과를 보이는지 규명해보기로 했다.

ⅠⅠⅠ 108배 수행 첫날

108배 첫날 과정은 예상대로 순탄치 못했다. 108배 지도는 법왕정사의 수행지도자로 있는 이룬 수좌님이 담당했다. 학생들의 태도는 비협조적이다 못해 적대적이기까지 했다. 학생들은 몸을 비비 꼬며 딴청을 부리거나 노골적인 불만을 표시했다. 어느 경우에는 108배에 대해 공격적인 적의까지 드러냈다. 한 남학생은 아예 머리를 방석에 박고 엉덩이를 위로 치켜세운 채 절이 끝날 때까지 엎드려 있었다. 또 다른 여학생은 머리가 아프다며 꾀병을 부리고 구석에 가서 아예 드러누웠다.

평소 폭력적이었던 한 학생은 수행 첫날 더욱 폭력적으로 굴었다. 그 학생은 "이 따위 촬영 같은 거 다 필요없어. 카메라를 다 부셔버리겠어"라며 제작진에게 폭언을 퍼부

어댔다. 학생들은 평소에도 산만하고 집중을 못하고 폭력적이긴 했지만 108배 수행 첫날에는 더욱 심한 편이었다. 108배를 지도하는 수행지도자는 불편함을 넘어 불안함까지 느꼈다고 했다. 다행인 건 108배를 해나가면서 아이들의 태도가 처음과 다소 달라졌다는 점이다.

"처음에는 학생들이 너무 안 하려고 해서 힘들고 불안했어요. 그래도 학생들이 시간을 오래 끄는 걸 못 참기 때문에 절 수행을 바로 시작했어요. 다행히도 절을 한 번 두 번 할수록 아이들이 달라지는 게 보였어요. 분노가 많이 가라앉는 것 같더라고요. 그래서 108배가 끝난 뒤에 '아직도 화가 나니? 카메라 부셔버리고 싶니?' 라고 물어보았어요. 그랬더니 '아니요. 괜찮아요. 기분이 좋아졌어요'라고 대답하더라고요. 다른 아이들도 슬쩍 스치는 말로 기분이 조금씩 좋아진다고 말했어요. 그런 말을 들을 때 가능성이 있구나, 하는 생각과 함께 보람이 느껴지더군요."

108배 수행을 지도한 이룬 수좌님의 첫날 소감이다.

ADHD를 앓는 아이들은 한 시간 동안 대략 10분 정도밖에 집중하지 못할 만큼 산만했다. 그래서 절 수행도 10분 단위로 나누어서 하도록 했다. 한꺼번에 많이 하기보다는 그렇게 매일매일 쉬지 않고 하는 게 중요했다.

또한 108배를 한 뒤에는 잠시 쉬었다가 와선처럼 누워서 자동으로 호흡이 되고 편안하게 이완시킬 수 있도록 했다. 학생들이 편안하게 느껴서 프로그램에 집중하도록 하기 위해서였다. 그밖에도 하루에 하나씩 명상법이나 도인체조법과 같은 수행법을 대입해나가기로 했다. 학생들은 얼핏 사납고 거친 아이들처럼 보였지만 한 명씩 만나보면 그렇게 순하고 착할 수가 없었다. 6주 동안이라도 매일 끊이지 않고 108배를 해나가면 학생들의 상태가 많이 나아지리란 기대감이 들었다.

׀ ׀ ׀ ׀ 108배 수행 14일째

제작진은 N대안학교 학생들의 108배가 제대로 되어가고 있는지 지속적인 모니터링을 했다. 이를 위해 이틀에 한 번 꼴로 전화를 걸었다. N대안학교의 108배 수행 실험이 방송국의 협조와 관심을 받고 있다는 느낌을 주고도 싶었다. 그래서 108배 수행 2주째 되던 날 N대안학교에 직접 찾아가보았다.

그동안의 절 수행 효과 때문이었을까? 학생들은 여전히 산만하기는 했으나 수업태도 면에서 첫날과 다소 달라져 있는 듯 보였다. 서로 장난을 치거나 짓궂게 까불기는 마찬가지였지만 적어도 선생님의 말에 귀를 기울이려 했다. 수업 과제를 학우들과 같이 하려는 적극적인 자세를 보여주기도 했다. 이 시기 저자와 제작진은 학생들의 절 운동을 독려하기 위해 많은 노력을 기울였다. 〈개그콘서트〉나 〈뮤직뱅크〉 같은 프로그램의 방청권을 당근으로 내밀어 학생들의 의욕을 북돋기도 했다. 학생들은 비록 108배를 하기 싫어 몸을 배배 꼬면서도 당근을 내미는 선생님의 말을 따르지 않을 수 없었다.

법왕정사의 청견스님이 학생들에게 직접 108배를 가르치는 시간도 가졌다. 스님의 절 교육은 파격적이었다. 스님은 수많은 사람들을 상담해온 노하우를 십분 발휘했다. 처음부터 절 교육을 하지 않고 학생들을 자유로운 상태로 풀어주었다. 청견스님이 눕고 싶은 사람은 누우라고 하자 학생들은 이게 웬 복음이냐 싶어 모두 누워버렸다. 청견스님은 그런 학생들 사이를 오가며 말을 걸었다. 청견스님의 파격적이면서도 부드러운 강의 방식덕분에 108배에 대한 학생들의 거부반응도 많이 사라지는 분위기였다.

| | | 108배 수행 4주째

이 시기는 108배 수행이 위기에 빠진 때였다. 처음에 학생

들은 새로운 운동에 대한 호기심과 주변의 관심에 고무되어 108배를 나름 적극적으로 해나갔다. 그러나 시간이 갈수록 참여도와 열의가 떨어졌다.

108배의 효과를 높이기 위한 뭔가 다른 자극이 절실했다. 오랜 논의 끝에 부모님의 동참을 유도해보기로 했다. 이는 ADHD 진단을 받은 학생의 경우 주변의 관심이 치유 효과에 큰 영향을 미친다는 전문가의 조언을 참고한 것이었다. 학생들은 부모님의 동의하에 108배를 하고 있긴 했다. 그러나 가정에서 부모님과 함께 108배를 한다면 그 효과가 더욱 나아질 것이라 예상되었다. 아이들과 부모님의 친밀도도 높아지고 무엇보다 108배에 대한 긍정적인 자세에 영향을 미칠 것이었다. 학생들이 가정과 학교에서 동시에 108배를 병행한다면 자신들의 충동성을 줄이는 데에도 많은 도움이 될 것이라 생각되었다.

학교의 초청에 모두 여섯 분의 어머니가 참석해주었다. 모두 108배의 효과에 대해 궁금해하고 있었다. 한편으로는 108배 수행을 계기로 아이들이 정상적으로 잘 자라주길 바라는 마음들이 간절했다. 어머니들에게 절하는 방법과 절의 의미를 설명해드리고 아이들과 함께 하는 절의 횟수를 기록하도록 일지판을 나눠드렸다.

▎▎▎ 108배 수행 6주째

어려움과 기대감이 교차했던 6주간의 실험이 끝나는 날 학생들은 외관상으로도 분명 달라져 있었다. 절하는 자세도 단정했고 무엇보다 학생들 스스로가 절의 필요성을 깨닫는 듯했다. 장난을 치거나, 소리를 지르지도 않았고 학생들이 절 횟수를 세는 소리만 들렸다. 언제부터인가 학생들 스스로가 자신을 제어하기 시작한 것이다.

108배가 끝나자 선생님들은 아이들의 108배 실천메모판에 스티커를 붙여주었다. 그리고 그동안 절하면서 느꼈던 소회를 메모판에 적도록 했다. 학생들이 6주 동안 108배를 해오면서 적은 소회들에 그들의 생각이 고스란히 드러나 있었다.

"힘들다", "왜 하는지 모르겠다", "덥다", "짜증난다" 절을 처음 시작하던 당시의 소회들이었다. 이는 잘 참지 못하고 무엇이든 쉽게 그만두는 집중력이 부족한 학생들의 모습을 그대로 보여주는 것이었다.

108배 수행 초반에는 이렇듯 힘들고 짜증난다는 표현이 대부분이었다. 하지만 시간이 흐르면서 "108배를 하고 나면 기분이 좋아진다"는 내용들이 점점 늘어갔다. 그리고 수행이 끝나는 시기에는 108배 수행을 긍정적으로 생각하고 재미있어 하는 소감으로 일지가 채워졌다. 어느 시기부터 인가는 학생들이 자신의 미래에 대해 고민하는 내용들이 나타났다. 자신의 주변인, 특히 부모님에 대한 고마움과 선생님에 대한 감사를 표현하는 대목들도 눈에 띄게 늘어났다. 6주 동안의 수행치고는 참으로 놀랄 만한 변화가 아닐 수 없었다.

학생들에게 직접 물어봐도 대부분 긍정적인 답변이 돌아왔다. 어떤 학생은 절 운동이 끝난 게 무척 섭섭하다고까지 말했다.

"수업할 때 막 떠들고 그랬는데, 지금은 그냥 조용해졌어요. 108배 효과인가 봐요."

"좀 섭섭해요. 절할 때는 힘들었지만 절하면서 애들이 많이 좋아졌어요. 그런데 막상 끝낸다고 하니까 섭섭한 거 같아요."

담임선생님도 108배의 효과를 어느 정도 인정했다. "너무 짧은 시간 동안 했기 때문에 어떻게 바뀌었다고 섣불리 말할 수는 없지만 그래도 학생들이 전체적으로 좀 차분해졌다는 느낌은 들어요. 학생들이 예전엔 조그만 일에도 화를 많이 냈다면 요즘엔 한 번 더 생각하고 얘기하는 점에서 많이 달라진 것 같아요."

ⅠⅠⅠ 실험 측정 결과

108배를 6주간 실시한 후의 측정 결과는 108배를 하기 전과 많이 달랐다. 108배 실험 후의 검사를 보면 지능검사에서 ADHD 진단을 받은 4명 중 1명이 주의집중력과 정보처리 속도의 현저한 증가를 나타냈다. 이 결과대로라면 믿어지지 않게도 6주 만에 머리가 좋아진 것이다. 어쨌든 지능이 높아졌기 때문이다.

주의력 검사(ADS)에서는 사후검사 결과 4명 모두 충동성이 현저하게 감소되었고, 이중 3명은 정상수준으로 저하

	하기 전	하고 난 후
지능 검사		1명의 주의집중력, 정보처리 속도 현저히 증가
주의력 검사		4명 모두 충동성 현저히 감소 (3명은 정상 수준 회복)
부주의 항목	4명 중 3명이 문제	3명 모두 정상 회복
정서 변화	경도 우울 2명 중등도 우울 2명	정상 수준 회복 경도 우울로 우울감 감소
자아존중감		4명 모두 상승
분노 통제		4명 모두 상승
사회적 지지		4명 모두 상승
스트레스 대처		4명 모두 크게 상승

ADHD 진단 받은 4명의 학생이 6주간 108배를 하고 난 뒤의 검사 결과표.

되었다. 부주의 항목에서는 4명 중 3명이 부주의에 문제를 지녔으나 사후검사에서는 3명 모두 정상수준이 되었다. 부주의해서 일어날 수 있는 여러 가지 상황이 발생하지 않게 된 것이다. 그만큼 주의력이 향상된 것이라 볼 수 있다.

반응의 일관성 항목에서는 4명 중 3명이 반응시간 표준편차가 감소되었다. 주의집중력의 기복이 별로 나타나지 않은 것이다. 즉 어떤 상황에서도 주의집중력이 극심하게 변하지 않았다는 뜻이다. 전체적으로 어느 정도 부주의와 충동성 문제는 여전히 남았으나 처음보다는 그 정도가 현저하게 낮아졌다. 측정된 상태라면 거의 정상에 가깝게 충동 통제력이 증가되었다고 볼 수 있었다.

정서면에서도 많은 변화가 있었다. 우울증은 사후 검사 시에 경도 우울이었던 2명이 정상 수준으로, 중등도 우울이었던 2명이 경도 우울로 바뀌어 있었다. 아주 심할 정도로 우울했던 학생은 놀라울 만큼 우울감이 줄어들어 108배의 효능을 다시 한 번 실감하게 했다. 또한 학생들 4명 모두에게서 자아 존중감이 높아진 것으로 나타났다. 학생들은 자신이 무척 소중한 존재임을 자각하고 있었다. 학생들은 어느 정도 분노를 통제할 수 있었고, 사회적 지지와 스트레스 대처능력도 크게 상승해 있었다.

실험 결과로 얻을 수 있는 결론

||| 108배는 집중력을 길러 충동성을 감소시킨다

실험 결과는 108배가 ADHD 장애를 앓고 있는 학생들에게 매우 유의미한 효과를 보이고 있음을 입증했다. 실험과정에서 처음부터 108배를 할 수 있었던 학생은 없었다. 20번, 30번씩 점차 늘려가도록 했는데, 이렇게 오랜 시간 동안 꾸준히 늘려간 것이 집중력을 기르는 훈련이 될 수 있었다. 또한 108배를 반복하는 동작 자체가 상당한 집중력이 요구되는 과정이어서 주의력결핍인 아이들에게는 자연스럽게 훈련이 이루어진다. 즉 학습효과를 높이는 데도 아주 좋은 수련인 것이다.

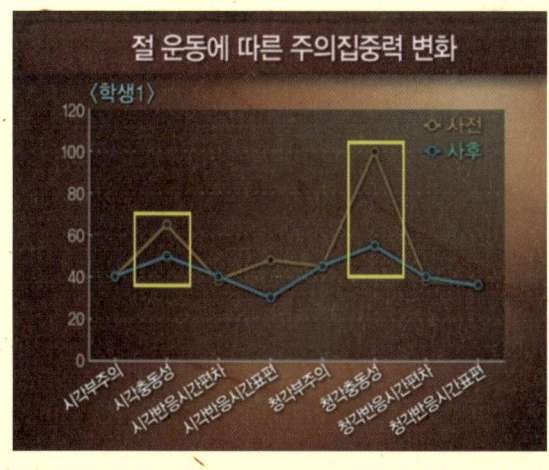

6주간의 108배 수련 후 전반적으로 학생들의 주의집중력이 높아졌다. 특히 학습에 중요한 청각과 시각의 산만함 정도가 매우 낮아졌다.

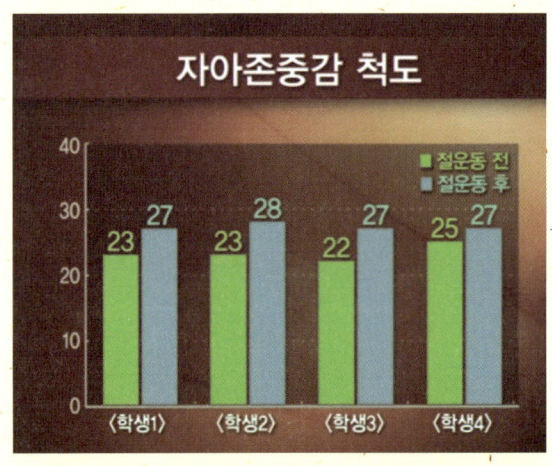

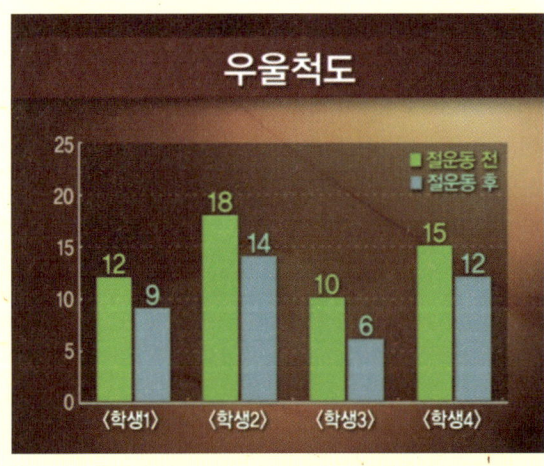

108배는 단순히 건강이 좋아지는 것뿐만 아니라 자신의 자아존중감을 높여주고 우울증을 치료해 주는 등 마음수련에도 큰 효과가 있는 것으로 보여진다.

ㅣㅣㅣ 무조건 하기보다 본인이 기대를 갖고 적극적으로 하라.

어린 학생들에게 "108배는 좋으니 무조건 해라"라는 식이 되어서는 곤란하다. 실험에 참가했던 동국대학교 일산병원 신경정신과 김진영 교수와 최영아 임상심리상담가는 이에 대해 다음과 같이 말한다.

"충동성을 가진 학생 4명 모두의 충동성이 유의미하게 감소했고, 부주의 문제를 가진 3명도 모두 정상범주 또는 정상 수치에 해당하는 범위로 나타났다는 것은 유의미합니다. 그러나 이것은 108배의 효과와 아울러 108배 기간 동안 가족, 선생님, 방송국의 사회적 지지와 관심, 스스로의 기대효과 등도 무시하지 못할 영향을 끼쳤기 때문입니다. 그러니까 무조건 108배를 하는 것보다 본인의 기대와 적극적인 의지, 주변의 관심과 애정이 함께 했을 때 108배의 효과가 더욱 크게 나타난다고 할 수 있습니다."

이렇듯 108배 절 운동은 두뇌 훈련과 마음수련을 하도록 만들어 ADHD 장애의 치료에도 현저한 효과를 보이는 것으로 나타났다. 단지 6주 만에 이처럼 유의미한 결과가 나타났다는 사실도 주목할 만하다. 108배가 그만큼 믿을 만하고 효과적인 치유법임을 입증하는 것이다.

3
뇌와 몸을 깨우는 108배의 놀라운 치유력

절이란 무엇인가?

뇌를 깨우는 108배

성인병 예방과 치료에 탁월한 108배

집중력을 키워주는 108배

전신운동, 완전운동 108배

다이어트에 효과적인 108배

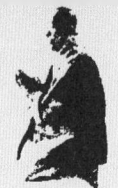

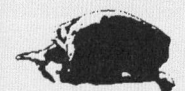

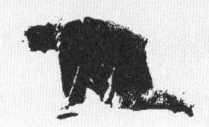

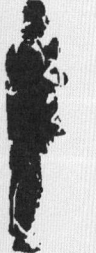

불교에서 절이란 자신을 부처님 앞에 낮춰 아상을 녹이는 수행이다.
그러나 자신을 겸손하게 하고 맑은 정신을 되찾는 것이
불자들에게만 해당되는 것은 아니다.
누구든 108배 운동을 하면 정신과 몸을 건강하게 살찌울 수 있기 때문이다.
특히 절 운동은 두뇌를 깨워 집중력을 높여주고, 당뇨와 고혈압을 비롯한
각종 성인병을 치유해주며 전신운동으로 온몸의 근육을 골고루 발달시켜준다.
강도는 낮지만 열량 소모 면에서 축구나 테니스와 비슷해
다이어트 운동으로도 손색이 없다. 또한 가족이나 동료들과 함께할 때에는
가족애와 동료애를 키워주는 효과도 있다. 몸을 건강하게 해주고
마음을 깨워 삶을 궁극적으로 새롭게 이끄는 108배.
이번 장에서 그 놀라운 효능을 만나본다.

절이란
무엇인가?

아집과 오만을 내려놓고 나를 발견하는 수행

절은 몸과 마음을 건강하게 해서 결과적으로 삶 자체를 바꿔주는 훌륭한 수행법이다. 최근 불고 있는 108배 열풍은 이런 절 운동의 효능을 많은 사람들이 믿음으로써 생겨난 것이다.

마침 저자와 제작진은 절하는 사람들을 취재하던 중 108배 만일결사라는 모임을 만날 수 있었다. 1만 일, 즉 27년 넘게 함께 부처님의 가르침을 배우고 실천하며 108배를 해나가자는 도반들의 모임인 만일결사. 법왕정사에서는 이들 만일결사 모임을 정기적으로 주선하고 있었다.

제작진은 만일결사 108배 모임을 직접 만나보았다. 취재 당일 군자법당에서 행해지는 만일결사 현장에는 108배를 하려고 모여든 100여 명의 사람들로 꽉 차 있었다. 76세 된 할머니에서부터 뇌를 다친 환자, 당뇨 환자, 고혈압으로 고생하는 환자들도 있었다. 종교적인 의미에서만이 아니라 건강을 위해서, 혹은 질병 치료를 위해서, 또 마음 수양을 위해서 절을 하는 사람들이 많았다.

절을 한 지 6년이 된다는 76세의 김정숙 할머니는 절 운동을 너무 늦게 만난 것이 한이라고 말했다. 절 운동을 진작 시작했다면 젊었을 때 건강을 회복할 수 있었을 것이라며 아쉬워했다. 또 다른 환자들도 마찬가지였다. 그들은 좀더 일찍 절 운동을 하지 못한 것에 아쉬움을 표시했다. 그러나 한편으로는 지금이라도 절을 하게 된 데에 무척 감사하는 마음을 가지고 있었다.

그렇다면 불교에서 말하는 절은 어떤 것일까? 운동으로서 108배를 이해하기 위해서는 불자가 아니더라도 한 번쯤 종교적인 의미를 살펴보는 것도 좋을 것이다.

불교에서 절은 수행자들에게 가장 중요한 수행법 중 하나다. 나의 모든 것을 바닥까지 낮추고 낮춰서 부처님에 대한 존경심을 드러내는 것이 절이다. 수행자는 절을 통해 자신의 참모습을 깨달을 수 있다. 온 마음과 정성을 다해 자신을 낮추고 되돌아보는 동작을 되풀이함으로써 그렇게 되는 것이다. 이런 깨달음을 불교에서는 '아상(我相)을 녹이는 것'이라 부른다. 불교에서 말하는 인생이란 한마디로 고해의 바다를 건너는 과정이다. 중생은 이 세상을 살아가는 동안 알게 모르게 '아상'에 빠져 헛된 꿈과 명예에 집착한다. 아상에 빠진 인간은 스스로와 남에게 끊임없이 상처를 준다. 인간에게는 이 '아상'만큼 무서운 독이 없다. 아상을 내려놓지 못하면 자신의 참모습을 발견할 수 없고, 자신의 참모습을 보지 못하면 깨달음도 얻을 수 없으며 깨달음이 없으면 업장도 소멸되지 않고 삶의 고통도 계속될 수밖에 없다. 이 아상을 녹이는 최고의 수행법이 바로 절 수행이다.

스님들에게 절은 염불, 독경, 참선과 함께 가장 중요한 수행법으로 꼽힌다. 하루가 절로 시작해서 절로 끝난다는 말이 있을 정도다.

조선시대의 고승인 서산대사도 절 수행을 강조했다. "절이 진실한 자신의 본모습을 발견하게 해준다"는 것이다.

자신을 만나러온 신도들에게 먼저 3000배를 권유했다는 성철스님의 일화는 너무도 유명하다. 더욱 놀라운 사실은 3000배를 하고 난 신도들 가운데 상당수가 성철스님을 만나지 않고 돌아갔다는 사실이다. 부처님 앞에 3000배를 드리는 동안 신도들이 저절로 깨달음을 얻었기 때문일 것이다. 신도들은 3000배를 하면서 자기 자신이 안고 있는 문제들을 고스란히 들여다보게 된다. 절을 계속함으로써 욕망을 버리고 마음을 비우면 어느덧 깨달음을 얻게 되는 것이다. 그렇게 된 신도라면 굳이 성철스님을 만날 이유도 없다. 성철스님 또한 신도들 스스로 그렇게 깨닫도록 유도했던 것이다. 이처럼 절은 자신을 한없이 낮춰 스스로의 문제를 돌아보게 한다. 더불어 부처님과 세상만물, 모든 사람들에게 한없는 공경심을 갖게 하는 수행법이다.

그렇다면 108번이라는 숫자는 왜 강조되는 것일까? 여기에도 물론 의미가 있다. 108이란 숫자는 인간이 가질 수 있는 108가지의 번뇌를 의미한다. 108번의 참회를 통해 그 번뇌를 씻는 것이다.

절 중에 가장 기본적인 것은 3배다. 3배는 불법승(佛法僧)의 삼보(三寶)에 지극한 마음으로 귀의하겠다는 의미다. 9배는 3배의 귀의에 신구의(身口意)로 짓는 삼업(三業)과 탐진치(貪嗔痴)의 삼독(三毒)을 맑게 하겠다는 것이다. 탐진치의 삼독이란 탐욕스러운 마음, 화내는 마음, 어리석은 마음을 말한다. 이런 마음에서 온갖 악업이 나타나기 때문에 이를 씻고자 하는 것이다. 53배는 참회를 주관하는 53불에 대한 경배라 할 수 있고 108배는 108가지의 번뇌를 소멸시키기 위한 참회, 감사, 발원의 의미다.

이런 모든 절의 궁극적인 목적은 아상을 버려 진실한 자신을 깨닫고, 전생에서 지은 허물인 업장을 소멸시키기 위함이며 살아가면서 저지른 갖가지 악행들의 근원인 삼독심을 버림으로써 참다운 깨달음을 얻고자 하는 것이다. 육체를 한없이 낮춰 마음을 들여다봄으로써 모든 번뇌를 끊고자 하는 노력. 이것이 바로 불교에서 말하는 절 수행이다.

교통사고의 후유증을 이겨낸 청견스님의 30년 절 수행

법왕정사 주지인 청견스님은 절 수행을 무려 30년 동안 해오신 분이다. 그는 뼈저린 체험을 통해 절의 수행 효과를 절실히 깨달을 수 있었다고 한다.

청견스님은 젊은 시절 교통사고로 3년간 몸을 가누지 못하고 누워 지내야 했다. 그는 스스로 목숨을 끊지도 못하는 상황에서 통증으로 고통이 심할 때마다 염불을 하며 한 가지 마음으로 부처님 명호를 염송했다고 한다. 염불삼매를 한 것이다.

그는 "부처님 크신 은혜 고맙습니다"라고 수천, 수만 번 염송을 했고, 그로 인해 업장이 소멸될 것이라 믿었다. 그렇게 누워서 염송하던 중 어느 순간 호흡이 자연스러워지더니 몸의 고통과 번뇌와 망상이 사라지게 되었다. 그렇게 몸의 고통이 사라지는 체험을 하자 가슴이 터질 것 같은 감동을 받았다. 그후 스님은 부처님께 감사드리는 의미로 3년 동안 몸을 바쳐 예배공양을 올리겠다고 다짐했다. 절을 하기로 마음 먹은 것이다.

절을 하는 과정은 쉽지 않았다. 사고로 고관절이 빠져 일어서지도, 제대로 앉지도 못하는 몸이었다. 처음에는 다른 두 사람의 부축을 받아 절을 시작했다. 몸을 가눌 수 없었기 때문에 아무리 노력해도 절하는 횟수가 세 번 정도에 불과했다. 혼자서 절을 올리기 위해 노력해봤지만 몸이 그대로 무너져내렸다. 혼자서는 도저히 절을 할 수 없는 상황이었다. 그럼에도 그는 포기하지 않았다. 결국 기적이 일어났다. 부축을 받으며 절을 한 지 100일 가량 지났을 때, 혼자서 절을 할 수 있게 된 것이다. 주변에서는 모두 기적이라 말했지만 청견스님의 생각은 달랐다.

"모두 내 정성을 받아주신 부처님의 가피가 아닐 수 없지요."

청견스님은 그때부터 부처님 전에 3년간 몸을 바쳐 예배공양을 올리겠노라 다짐하고 108배를 시작했다. 300만 배를 하루 3000배씩 1000일에 걸쳐 했다. 또한 봉정암 등 100군데에서 하루 1만 배씩 100만 배를 했다. 절 수행으로 건강을 완전히 회복한 그는 계속 『한글금강경』을 일만일천독 했다. 지금도 매일 아침 저녁 『한글금강경』을 봉독하고 석가모니불 염불정진을 한 후 참선과 108배를 3회 이상 하고 있다.

한편 청견스님은 수없이 절을 하면서 완벽한 호흡법을 터득하게 되었다고 한다. 지금도 서울, 부산, 대구의 법당에서 전국의 3만여 불자들에게 절교육을 실시하고 있다.

이처럼 절은 놀라운 기적을 일으키는 수행법이다. 몸이 아픈 사람들의 병을 낫게 해주고, 마음이 고달픈 사람들의 병을 치유해주기도 한다. 혹은 집중력을 강화시키고 스트레스를 없애 삶을 활기차게 만들어준다. 이런 효과는 청견스님을 비롯한 수많은 사람들이 직접 체험한 것들이다.

절 운동 동작은 그 자체로도 의미가 있다. 몸을 수그려 이마를 바닥에 대서 자신을 낮추게 만든다. 절 운동에는 다른 어떤 운동에서도 찾아볼 수 없는 종교적 철학적인 의미가 깃들어 있다. 남을 짓밟고서라도 살아남아야 한다는 경쟁의 논리가 판을 치는 현대사회에서 절 운동의 종교적 의미는 더욱 빛을 발한다. 이런 사회일수록 절 수행이 가져다주는 겸허함과 비움의 철학이 더욱 절실히 요구된다. 불교 신자가 아닌 많은 사람들이 절 수행에 매력을 느끼는 것도 어쩌면 절 운동의 종교적 철학적 의미에 공감하기 때문일지도 모른다.

뇌를 깨우는
108배

오랜 수행자들이 말하는 명상 효과와 체험

108배는 정신을 맑게 해주는 운동이다. 이 말은 결코 과장이나 은유적인 표현이 아니다. 108배의 정신 수행 효과는 과학적 실험으로도 이미 밝혀졌다. 정신을 맑게 해준다는 의미는 무엇일까? 그건 결국 정신이 기거하는 두뇌를 맑게 해준다는 뜻이다.

  108배가 뇌를 깨우다니 너무 심한 과장 아니야? 어떤 사람들은 이렇게 의구심을 품을지도 모르겠다. 그러나 108배의 정신 수양 효과는 베테랑 수행자들이 이구동성으로 하는 말이다. 그들은 108배가 머리를 맑게 한다고 공통적으로 말한다. 머리가 맑아진다는 사실을 과학적으로 어떻게 설명할 수 있을까? 제작진은 이를 과학적인 실험으로 밝혀보기로 했다.

공교롭게도 실험에 들어가기 전 10여 년간 108배 수행을 해온 금오공과대학 하헌정 교수의 기묘한 체험담을 들을 기회가 있었다.

"절을 시작한 지 3년이 지난 2002년 음력 설 무렵부터였습니다. 갑자기 머리에 이상한 느낌이 왔습니다. 머리가 특별히 아픈 것은 아니었고 손바닥을 정수리 근처에 대면 말로 표현하기 어려운 쌈박하면서 기묘하고 불쾌한 느낌이 일어나 뭔가 크게 잘못되는 줄 알았습니다."

그때가 설연휴 기간이어서 하헌정 교수는 병원 진료를 받을 수조차 없었다. 하는 수 없이 청견스님에게 전화를 걸어 그런 현상에 대해 물었다. 청견스님의 반응은 더욱 놀라웠다. 몇 가지 증상을 물어본 뒤 반색을 했던 것이다.

"축하합니다. 백회가 열리는 것이니 걱정하지 마세요. 빠르면 열흘, 늦어도 보름 안에 통증이 멎을 것이니 마음을 한 곳에 집중시키세요."

하 교수는 청견스님의 진단에 어리둥절해졌다.

이틀이 지나자 가느다란 철사 같은 것으로 머리의 아래 위를 번갈아 찌르는 것 같은 간헐적인 통증이 시작돼 깜짝깜짝 놀라게 되었다. 스님의 말씀대로였다. 머리 통증만이 아니었다. 명치와 단전 부근도 묘한 통증이 시작되었다. 웃거나 기침을 하면 배가 울려서 통증이 느껴졌다. 평소에는 웃지 않으려고 애를 써야 했다. 걸을 때도 배가 울리지 않도록 배에 손을 얹고 환자처럼 걸어야 했다.

"중완과 단전혈이 울리는 것입니다. 걱정하지 마십시오."

다시 전화를 걸어 묻자 스님이 태연한 목소리로 진단해주었다. 그렇게 환자처럼 조심하면서 지낸 지 13일이 지나자 놀라운 변화가 일어났다. 머리와 명치, 단전의 통증이 씻은 듯이 사라져 버렸다.

더욱이 이 기간 중에 믿어지지 않는 일이 있었다. 어찌 보면 과학적으로 설명하기 힘든 신비로운 현상이었는데, 바로 정수리에서 시원한 바람이 일어났던 것이다. 손바닥을 정수리 부근에 대면 시원한 바람이 솟아나는 것을 확연히 느낄 수 있었다.

"저뿐만이 아니라 다른 가족들도 모두 손을 대보고 신기해했습니다."

그는 지금도 수행이 잘될 때나 기운이 좋은 장소에 갔을 때, 머리에 바람이 일어나는 걸 느낀다. 그는 이런 모든 현상들이 오랜 기간의 절 수행으로 이루어진 것이라고 확신한다. 절 수행을 한 이후부터 모든 동작에 호흡이 저절로 맞추어진다. 그 덕분에 숨이 차지 않고 정신을 모으는 집중력 또한 강해졌던 것이다.

하헌정 교수의 경험담을 듣고 나자 과학적인 실험 결과가 더욱 궁금해졌다. 문득 9년 넘게 절 호흡을 해온 사람의 뇌구조가 궁금해졌다. 그들의 뇌는 어떤 형태로든 일반인들과 차이가 있을 게 분명했다.

108배가 두뇌에 미치는 영향

일단 제작진은 하 교수에게 MRI 촬영을 부탁했다. 하 교수의 뇌 사진은 108배가 뇌를 어떻게 변화시키는지, 그 비밀을 풀기 위한 중요한 단서였다. 물론 무작정 그의 뇌만 분석할 수는 없었다. 그의 뇌와 비교할 수 있는 데이터가 필요했다. 이런저런 검토 끝에 저자와 제작진은 2005년 하버드대학 허버트 벤슨(Herbert Benson) 박사팀이 발표한 한 논문을 발견했다.

『뉴로리포트』에 게재된 「명상에 따른 대뇌피질 두께 증가에 관한 연구(Meditation Experience is associated with increased cortical thickness)」였다. 이 논문은 명상한 사람들의 명상 효과를 대뇌피질의 두께로 분석한 것이었다.

논문에 의하면 명상한 사람들의 뇌는 네 군데 영역에서 일반인들에 비해 뇌 피질의 두께가 두꺼웠다.

오랫동안 명상을 수행하면 자기 내적인 상태를 들여다볼 수 있는 능력이 증가한다. 명상을 10~20년 수행하고 나면 이런 능력을 담당하는 뇌 영역이 두꺼워지기 때문이다.

하버트 벤슨 박사팀의 논문은 바로 이것을 입증한 것이었다. 이 논문은 명상을 10년 이상 수행한 20명과 일반인 20명을 뇌 영상 데이터로 분석해서 보여주었다.

벤슨 박사는 특별히 뇌의 네 군데 영역을 주목했다. 이중 가장 중요한 곳은 우반구에 위치한 인슐라 영역(Insula cortex)이다. 두 번째는 브로드만 영역((Brodmann cortex)의 9번과 10번에 해당하는 영역이다. 세 번째는 외부에서 들어오는 자극을 관리하는 소마토센소리 영역(somatosensory cortex)이고 네 번째는 청각과 관련된 어디토리 영역(auditory cortex)이다.

이중 첫 번째 우반구에 위치한 인슐라의 앞쪽 부분을 벤슨 박사는 가장 유의미하고 뚜렷한 차이를 보여주는 부분으로 보고하고 있다. 바로 이 부분이 특별히 명상과 관련해 기존의 많은 연구에서 밝혀지고 있는 영역이라는 것이다. 이 부분은 사람이나 동물을 대상으로 한 전기 생리학적 실험이나 기능영상 실험을 통해서도 많이 알려져 있다. 즉 자기 내부를 성찰하고 신체 변화에 대해 잘 감지할 수 있는 능력과 깊은 관련이 있다고 알려진 영역이다. 이 부분이 기능적으로 변화해 있을 뿐 아니라 두꺼워져 있다는 것은 오랜 기간의 명상으로 그 특성에 뚜렷한 변화가 일어났음을 의미하는 것이다.

두 번째 브로드만 영역의 9번과 10번은 인간의 감정적인 기능과 이성적인 기능을 통합하는 데 참여하는 영역으로 알려져 있다. 이 두 번째 영역의 9번과 10번이 두꺼워졌다는 것은 자기 감정 조절과 인지 기능을 잘 통합할 수 있는 능력이 향상된 것이라고 벤슨 박사팀은 보고하고 있다.

세 번째 영역은 외부에서 들어오는 자극을 관리하는 부분이다. 이 영역이 두꺼워진다는 것은 외부의 복잡한 스트레스에 대처하는 능력이 배양되는 것이라 보고되고 있다. 청각과 관련된 네 번째 부분 또한 세 번째와 연관지어 스트레스에 대처하는 부위로 알려져 있다.

실험 : 일반인의 뇌와 108배 수련자의 뇌는 어떻게 다를까?

미국인 148명의 뇌영상 평균값과 하헌정 교수의 뇌영상 데이터를 비교 분석해 108배가 뇌에 미치는 영향을 분석해보았다. 저자와 제작진은 허버트 벤슨 박사의 연구 결과를 바탕으로 해서 하헌정 교수의 뇌를 비교해보기로 했다. 물론 허버트 벤슨 박사의 논문이 명상을 주제로 한 데 반해 하 교수는 절 운동을 했다는 차이는 있다. 그러나 절 운동이 운동이라기보다 수행이라 할 만큼 마음의 안정을 도모시킨다는 점에서 큰 차이는 없으리라 판단했다. 또한 절 운동이 명상만큼이나 집중력 함양에 좋다는 점에서 비교가 가능하리라 예상했다.

그럼에도 미국인과 한국인의 뇌구조가 다르고 이에 따라 피질 두께도 다를 것이라는 점은 무시할 수 없었다. 바로 이 점이 이번 실험 분석의 한계라 할 수 있었다.

저자는 이 문제를 가지고 가천의대 뇌과학연구소팀과 논의를 했는데, 이들도 이런 구조적인 문제점을 들며 실험에 회의적이었다. 그러나 얼마나 차이가 있는지 알아보는 것도 나름대로 의미가 있다고 생각했다.

저자는 가천의대 뇌과학연구소팀을 설득해 하헌정 교수의 뇌 MRI부터 촬영했다. 이 사진을 일주일간 분석하던 가천의대 뇌과학연구소에서는 하 교수의 뇌 피질 두께가 너무 두꺼워 신뢰할 수 없는 내용이라며 곤혹스러워했다. 미국 허버트 벤슨 교수팀의 실험틀과 가천의대의 실험틀이 다르기 때문이라는 것이었다. 이곳에서는 결국 수소문 끝에 한양대학교 국가지정 연구실 뇌영상 분석연구실의 이종민 교수를 소개해주었다. 그가 허버트 벤슨 교수의 실험틀을 가지고 있어 원하는 결과를 분석해낼 수 있다고 했다. 한양대학교 공과대학 이종민 교수의 뇌영상 분석연구실은 각종 뇌영상처리와 분석기법을 이용한 뇌의 구조적 기능적 연구를 수행하는 국가지정 연구실이었다.

이종민 교수는 흔쾌히 실험분석에 응해주었다. 실험분석에는 슈퍼컴퓨터가 톡톡히 제 역할을 했다. 슈퍼컴퓨터는 보통 1주일에 걸쳐 실시할 뇌영상 데이터값을 단 하루 만에 해결해주었다.

이종민 교수가 시도한 실험분석 방법은 캐나다 맥일대학교 에반스 박사팀과의 공동연구 데이터에 근거한 것이었다.

에반스 박사는 ICBM이란 단체에 참여하고 있었는데 서양인 기준으로 148명에 달하는 뇌영상 데이터를 보유하고 있었다. 이 데이터를 활용하면 일반 서양인 뇌의 평균적인 두께를 구할 수 있었다. 이종민 교수는 이러한 서양인 뇌의 평균 두께값을 하헌정 교수의 뇌영상 데이터값에서 뺐다.

하 교수의 뇌영상 데이터에서 일반 서양인의 뇌영상 데이터를 뺀 결과는 놀라웠다. 이종민 교수는 데이터를 신뢰할 수 없어서 한 번 더 슈퍼컴퓨터를 돌리기까지 했다.

108배는 내면성찰, 감정조절, 스트레스 대처능력을 키운다

| | | 실험 결과: 108배 수행자의 대뇌피질이 일반인에 비해 평균 1~1.5mm 두껍다.

결과적으로 절 수행을 10여 년 동안 지속한 하 교수의 인슐라 영역은 일반 서양인 평균값에 비해 1mm에서 크게는 1.5mm 정도 더 두꺼웠다. 다른 영역에서도 어느 정도 차이가 있었다. 개체수가 수십 명은 있어야 통계적 과학적으로 유의미한 결과라는 전제를 깔더라도 하 교수가 보여준 데이터는 주목할 만했다.

"벤슨 박사팀에서 보고한 네 곳 영역, 특히 제일 중요하게 언급하고 있는 인슐라의 앞쪽 영역이 일반인 집단에 비해 일정 정도 두껍게 나타나는 것을 관찰할 수 있었습니다."

이종민 박사는 하 교수의 두뇌영상을 분석한 것에 대해 그렇게 말했다. 그는 실험 결과로 본 대뇌피질의 두께에 대해 좀더 친절하게 부연 설명해주었다.

즉 일반인의 경우 대뇌피질은 가장 얇은 부분이 1mm이고 가장 두꺼워졌을 때 약 5mm가 된다. 평균적으로는 2.5~3mm 정도로 굉장히 얇은 편이다. 그렇게 얇은 두께인 만큼 하 교수의 사례에서 보듯 1~1.5mm의 차이는 엄청나게 큰 차이를 보이는 것이라는 말이다. 그러므로 인슐라 영역이 1~1.5mm나 차이가

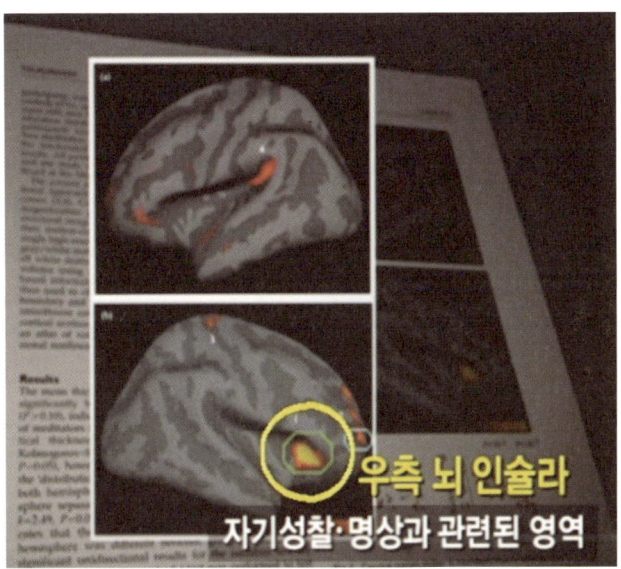

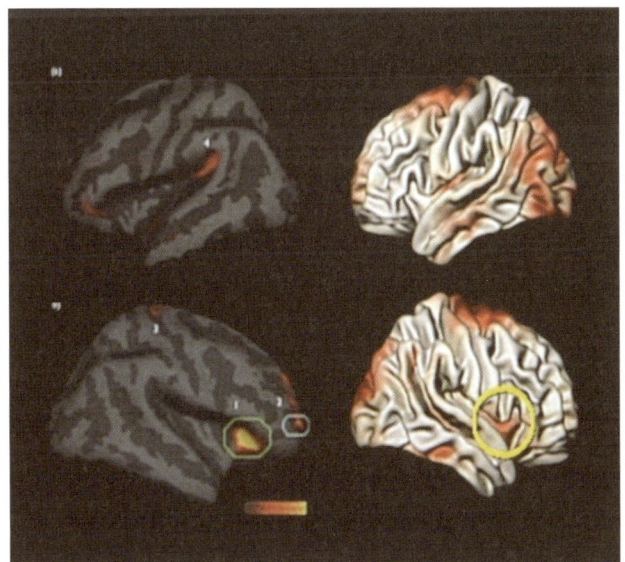

108배 수행자의 경우 일반인 뇌에 비해 자기성찰 및 명상과 관련된 인슐라 영역이 발달하는 것으로 밝혀졌다.

난다는 것은 믿을 수 없을 만큼 큰 차이인 것이다. 만약 이것이 절 수행을 한 다수의 사람에게서 발견되는 공통점이라면 이는 아주 중요한 발견임을 시사하는 것이다.

적어도 하헌정 교수의 뇌 MRI 사진은, 108배 수행을 오래한 사람의 대뇌피질은 일반인에 비해 현저하게 두껍다는 것을 입증했다. 이는 명상을 수행한 사람들의 뇌를 연구한 허버트 벤슨 박사의 논문과 비슷한 결과를 보여준다. 제한적이긴 하지만 108배가 뇌가소성을 향상시키고 명상 효과를 높인다는 사실을 입증한 것이다.

108배 수행을 오래하면 자기 내부를 성찰하고 감정 조절과 인지 기능을 잘 통합하며 스트레스에 대처하는 능력이 커지도록 두뇌의 대뇌피질이 발달하는 것이다. 108배가 두뇌를 깨운다는 속설은 이로써 과학적으로도 입증되었다.

게다가 평상심을 잘 유지하고 감정을 잘 조절하며 스트레스에 대처하는 능력도 향상된다. 108배 절 운동만 꾸준히 해도 다른 운동에서 얻을 수 없는 명상 효과와 내면 치유 효과를 얻을 수 있는 것이다.

성인병 예방과
치료에 탁월한 108배

성인병 예방의 특효, 108배

성인병이라 하면 대체로 당뇨병, 고혈압, 암, 심장병, 동맥경화 등을 말한다. 이런 질병들은 주로 식생활의 서구화에 따른 비만과 스트레스, 환경오염 등이 원인이 되어 발생하는 생활형 질병이라는 특징이 있다.

최근에는 중·장년층뿐 아니라 젊은 층에서도 성인병을 많이 앓고 있는 것으로 나타난다. 나이를 불문하고 건강에 안 좋은 영향을 미치는 식생활과 스트레스, 불규칙한 생활에 노출되어 있기 때문이다. 게다가 이런 성인병들은 발병하기는 쉬워도 빠른 시간 내에 치유할 수 없는 난치성 질환이다.

성인병은 오랜 기간 꾸준한 치료와 운동, 규칙적이고 반복적인 생활로 다스리는 것이 무엇보다 중요하다. 그런 측면에서 성인병 환자들에게 운동과 생활습관, 식습관만큼 중요한 것도 없다. 일상에서의 꾸준한 관리가 무엇보다 중요하다는 의미다.

108배 운동이 다른 어떤 것보다 성인병에 좋은 예방과 치료제가 될 수 있는 것도 그런 이유에서다. 남녀노소를 막론하고 시간과 장소의 제약이 비교적 적고 손쉽게 할 수 있기 때문이다. 누구든 마음만 먹으면 어렵지 않게 108배를 할 수 있다. 긴 운동시간을 필요로 하지 않아 현대인들에게는 특히 안성맞춤이다. 지치지 않고 꾸준하게 지속할 수 있다는 측면에서도 108배는 환자들에게 요긴한 치료요법이 될 수 있다.

동양의학적으로 볼 때, 108배를 하면 심장의 뜨거운 기운은 아래로 내려가고 신장의 차가운 기운은 위로 올라오는 '수승화강' 현상이 일어난다. 우리 몸에서 차가운 물기운은 올라가야 하고 뜨거운 불기운은 내려가는 것이 정상이다. "이성은 냉철하게, 하지만 가슴은 뜨겁게"라는 경구가 건강에도 똑같이 적용되어야 하는 것이다.

우리 몸의 불기운과 물기운은 조화롭게 균형이 잡혀야만 한다. 둘 중 하나가 너무 강하거나 약하면 둘 사이의 균형이 깨져 결국 건강을 망치는 원인이 된다. 특히 물기운이 고갈되고 불기운이 강해지면 대지가 말라 사막이 되는 것처럼 우리 몸도 메마르고 만다. 피부는 거칠어지고 살이 빠지며 머리나 눈썹이 빠져 사막처럼 되는 것이다. 화가 나면 눈이 충혈되고 얼굴이 붉어지고 열이 나는데, 바로 불기운이 위로 올라와 그렇게 되는 것이다. 그러므로 물기운과 불기운을 조화롭게 유지하면서 물기운을 올라가게 하고 불기운을 내려가게 하는 것이야말로 최고의 건강법이다.

수승화강이 일어나지 않으면 상기병, 화병, 피로 등이 생기고 눈동자가 불안해 눈을 자주 깜박거린다. 또한 코가 막히고 목이 아프고 입술이 부르트며 잠을 자도 피곤하고 졸려 개운치 않다. 감기에 자주 걸리며 손, 발, 무릎, 허리, 배 등이 차가워져 불면증, 우울, 노이로제와 당뇨, 소화불량, 고혈압, 관절염, 디스크 등이 생기고 스트레스에 시달린다.

그러나 호흡에 맞춰 절 수행을 하다 보면 혈액순환이 좋아지고 단전호흡이 이루어져 저절로 수승화강이 이루어진다. 단전 주위에 열이 생기면서 손, 발, 배, 허리, 무릎, 몸 등이 골고루 따뜻해지며 입에서는 단침이 나오고 정수리가 시원해지며 눈빛이 맑아진다.

수승화강이 이루어지면 비로소 우리 몸이 건강해지는 것이다. 이렇게 몸을 가꾸다 보면 성인병에 노출되지도 않고, 잠시 성인병에 걸린다 해도 곧 건강을 회복하게 된다. 즉 몸 스스로 항상성을 유지해 나쁜 질환들을 몰아내게 된다.

당뇨 : 108배는 혈당을 낮추고 혈당폭을 줄여준다

당뇨병은 유전적인 요인이나 식생활습관, 비만 등의 원인에서 비롯되는 질환이다. 통계적으로 우리나라 사람들이 서양 사람들에 비해 당뇨에 더욱 쉽게 걸린다고 한다. 그만큼 우리나라 사람들에게 흔한 질환 중 하나가 당뇨병이다.

이런 당뇨병에 108배 운동이 매우 효과적인 치료법으로 각광받고 있다. 당뇨병 환자가 108배를 하면 혈당수치가 현저히 떨어질 뿐 아니라 혈당의 변화폭도 줄어든다. 앞서 2장에서 소개한 당뇨병 실험에서도 이를 입증한 바 있다.

108배가 당뇨병에 효과적이라는 사실은 환자들 입장에서는 아주 반가운 소식이다. 실제로 이 사실을 받아들이면서 효과를 보는 환자들이 점점 늘어나고 있다. 108배가 당뇨병 치유에 매우 효과적이라는 소문이 퍼지면서 스스로 108배를 하는 사람들이 늘어나고 있는 것이다.

108배가 당뇨병 치료에 획기적인 영향을 미친다는 결과는 이미 2장의 실험에서 살펴보았다. 앞에서 확인한 것처럼 108배는 혈당수치를 낮춰줄 뿐만 아니라 혈당수치의 변화폭까지 낮춰주어 당뇨병 환자들의 일상생활에 활력과 자신감을 심어준다. 108배가 당뇨병 환자들에게 좋은 것은 단지 치유 효과 면에서만이 아니다. 환자들 입장에서 보면 손쉽고 꾸준히 할 수 있는 운동이라는 점도 매력적인 요소다. 당뇨병 환자들에게 필요한 것이 꾸준한 운동인데, 108배는 다른 운동에 비해 힘 안 들이고 할 수 있다는 장점을 가지고 있다.

당뇨병 환자들 중 많은 사람들이 다리와 발을 움직이는 데 불편하다. 그런 이유로 다리와 발을 써야 하는 운동을 지속하기가 그리 쉽지만도 않은 게 사실이다. 더욱이 합병증으로 중풍을 앓았다든가 신경병증이 있는 환자들은 걷기조차 불편할 수 있다. 당뇨 신경병증이 있는 환자들은 걷다가 오히려 당뇨 족부궤양 같은 염증을 얻을 수도 있다. 반면 108배는 절을 할 수 있는 공간만 있으면 되는 운동이다. 운동을 하다가 다른 병을 얻을 위험이 없다. 또한 시간 면에서도 다른 운동에 비해 탁월한 효과를 보여준다.

이러한 이유들을 종합해볼 때, 108배는 당뇨를 치유하는 매우 적절한 운동이다.

스트레스 예방 : 저강도 유산소 운동과 명상 효과의 선물

108배는 저강도 유산소 운동으로 스트레스 예방에 매우 효과적이다. 흔히 스트레스를 만병의 근원이라 말한다. 스트레스가 장기간 누적되면 자율신경계의 조화가 깨지면서 각종 신경성 질환을 유발시키기 때문이다. 위장병, 과민성대장증후군, 소화불량, 두통, 노이로제, 강박증, 요통, 허리병, 불면증 등이 스트레스로 나타날 수 있는 질환들이다. 이 스트레스를 없애주는 데 108배만한 게 없다.

호흡에 맞춰 절을 하면 일단 정신을 집중할 수 있다. 호흡을 통해 몸 안의 가스가 나가고 땀으로 노폐물이 빠져나가면서 경혈도 풀린다. 경직된 피부와 근육, 신경계가 이완되고 막혔던 경

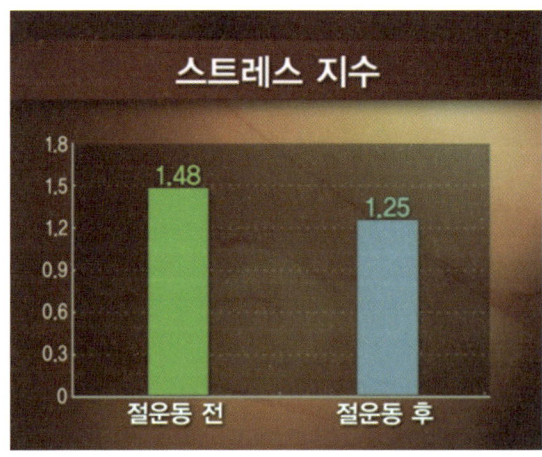

108배 수련 후 스트레스를 측정해본 결과 스트레스 지수가 낮아졌음을 볼 수 있다.

락도 열린다. 절은 또한 부교감신경계를 활성화시켜서 교감신경의 흥분을 가라앉히므로 분노나 울화를 풀어줄 수 있다.

　동양의학적으로 스트레스를 받으면 중단전이 막혀 가슴명치가 답답하고 호흡이 깊지 못하며 불안해진다. 또한 경혈이 막혀 순환이 잘 이루어지지 못하고 이것이 만병의 근원이 되는 것이다. 이는 수많은 수행자들도 경험담으로 말한 사항이다.

　108배가 스트레스를 없애주는 데에는 명상 효과와도 관계가 매우 깊다. 108배를 하면 명상 효과를 볼 수 있음을 이미 실험으로 입증한 바 있다. 108배를 오래한 사람의 두뇌는 대뇌피질이 두꺼워져 감정 조절과 자아 성찰, 스트레스 대처능력 등이 일반인들에 비해 뛰어나리라 예측되는 것이다.

　108배를 하고 난 사람들의 심전도를 측정한 결과도 매우 의미심장하다. 몇몇의 경우는 108배를 한 이후 심전도를 측정해 본 결과 스트레스 지수가 상당 부분 감소하는 것으로 나타났다. 스트레스는 성인병, 특히 당뇨병 환자들에게도 매우 위험한 적이다. 같은 스트레스라 해도 당뇨병 환자는 훨씬 더 취약해서 혈당을 높이므로 조심하지 않으면 안 된다. 과학적인 여러 가지 측정과 베테랑 수행자들의 경험담, 그리고 동양의학적인 분석, 이 모든 것을 종합했을 때, 확실히 108배는 마음을 안정시키는 데에도 탁월한 효과를 보여주고 있다.

고혈압 : 의학적으로 밝혀진 고혈압 치료 효과

108배는 고혈압의 예방과 치유에도 효과가 매우 크다. 108배 수행을 열심히 해서 고혈압 약을 끊은 환자도 종종 있을 정도다.

고혈압은 겉으로 잘 드러나지 않지만 매우 위험한 질환이다. 심해지면 뇌졸중, 심근경색, 심부전 등을 일으킬 수 있기 때문이다. 고혈압은 주로 유전적 요인과 비만, 음식을 짜게 먹는 식습관, 흡연과 과음 등이 원인이다. 스트레스나 운동부족은 물론 성격적인 요인으로도 유발될 수 있다. 고혈압 또한 치료하지 않고 방치해둘 경우 발생할 수 있는 각종 합병증이 더욱 큰 문제가 된다. 특히 동맥경화나 뇌출혈과 같은 사망에 이르는 질병을 불러올 위험이 높다. 그 때문에 발견 즉시 치료하지 않으면 안 된다.

고혈압 치료를 위해서는 고혈압 약의 꾸준한 복용과 더불어 식사 조절, 스트레스 조절, 금주와 금연 등의 생활이 필수적이다. 특히 꾸준한 운동이 필수적인데, 이 운동을 하는 데에도 주의를 기울이지 않으면 안 된다.

고혈압 환자들의 경우 운동을 하면 정상 혈압인 사람보다 혈압이 더 많이 올라가는 경향이 있다. 특히 단기간에 큰 힘과 에너지를 쓰는 고강도 운동은 혈압을 크게 상승시키므로 피해야 한다. 오히려 역효과가 일어날 수 있는 것이다. 고혈압 환자에게는 갑작스러운 혈압 상승을 유발하지 않는 저강도 유산소 운동이 필수다. 그런 면에서 고혈압 환자들에게 108배만한 운동도 없다. 호흡조절과 명상 효과까지 가져다주는 저강도 유산소 운동이기 때문이다.

지난 2004년 5월 동국대학교 강남한방병원에서 있었던 한 가지 실험은 고혈압 환자들에게 108배가 매우 효과적인 운동임을 뒷받침하고 있다. 당시 실험은 '부처님 오신 날'을 맞아 불교신문과 동국대학교가 '108배가 인체에 끼치는 유용한 효과'를 밝히기 위한 것이었다.

실험은 30대와 40대의 직장인들을 각각 남녀 두 명씩 선발해 108배 운동을 하기 전과 후의 몸 상태 변화를 체크하는 것으로 이루어졌다. 실험에 임한 사람들은 각각 108배를 하기 전 15분과 3분 후에 한 차례씩 혈압과 맥박을 체크했으며 소량의 혈액을 채취했다. 이날 실험을 통해서 한 가지 의미있는 결과가 도출되었다. 혈액검사를 통해 108배 운동이 고혈압 예방에 효과적이라는 결과를 얻은 것이다.

혈액검사 결과 피실험자들은 맥박과 혈압에 별다른 변화를 보이지 않았다. 그러나 동맥경화를 예방하는 '좋은 콜레스테롤'인 HDL(High Density Lipoprotein) 수치가 108배를 하기 전과 같거나 상승한 것으로 나타났다. 한편 동맥경화를 유발하는 '나쁜 콜레스테롤'인 LDL(Low Density Lipoprotein) 수치는 떨어진 것으로 나타났다.

또한 이 실험에서 5년 이상 꾸준히 108배를 해왔던 실험자의 경우 면역지표가 눈에 띄게 올라간 것으로 측정되었다. 면역지표가 높다는 것은 신체의 면역력이 그만큼 강하다는 것으로 병에 잘 걸리지 않거나 병에 걸리더라도 물리칠 확률이 높다는 사실을 알려주는 것이다.

이와 같은 실험 결과는 108배가 고혈압을 예방하고 치유하는 데 매우 적절한 운동임을 입증해주는 것이다. 또한 일시적으로 108배를 하기보다 꾸준히 지속적으로 할 때 더욱 커다란 효과를 볼 수 있음을 증명하고 있다. 환자에 따라 다르지만 초기 고혈압 환자의 경우에는 3개월 이상 꾸준히 108배를 하기만 해도 확실한 효과를 볼 수 있다고 한다.

관절염 : 108배만의 전신운동이 관절을 지킨다

108배 운동이 관절염을 유발시킬 것이라 염려하는 사람들이 있다. 결론적으로 말해 108배는 관절염을 유발시키는 게 아니라 오히려 그 원인을 소멸시킨다. 108배로 인해 관절염이 생겼다면 그건 잘못된 자세로 무리하게 108배를 했기 때문이다. 두툼한 방석을 펼쳐놓고 올바른 자세로 108배를 하면 오히려 무릎의 관절들이 강화돼 관절염을 예방할 수 있다.

108배를 처음 하는 초심자들의 경우에 무릎에서 '뚝뚝' 소리가 난다고 호소하는 경우가 있다. 이는 그동안 운동을 하지 않아 무릎 관절이 무뎌져 있고, 그곳에 안 좋은 기운이 고여 있음을 알려주는 것이다. 이런 사람일수록 평소에 운동을 하지 않고 걷는 것조차 싫어하는 경우가 많다.

이들도 제대로 된 자세로 무리하지 않고 꾸준히 108배를 한다면 무릎에 고여 있던 안 좋은 기운들을 모두 빼낼 수 있다. 108배는 몸의 근육을 이완시켜주고 발끝에서 머리끝까지 혈액순환이 원활하게 이루어지게 한다. 척추와 머리, 어깨, 골반, 다리 등이 교정될 뿐아니라 발가락, 발목 무릎 관절에 모여 있는 사혈이 빠져나가 관절염의 원인들을 말끔히 없애주는 것이다.

만성피로 : 피로할 때 108배를 하면 오히려 피로가 풀린다

현대인들을 괴롭히는 것 중의 하나가 바로 만성피로다. 과도한 업무와 스트레스, 생활의 긴장과 무거운 책임감, 거기에다 불규칙한 식사와 음주까지 겹치다 보면 늘상 피로를 달고 살게 된다. 만성피로를 제때 풀어주지 못하면 뒷골이 뻣뻣하고 눈이 침침하며 눈꺼풀이 무거워지고 피부는 나무껍질처럼 까칠까칠해진다. 또한 몸살이나 감기도 훨씬 쉽게 걸리는 경향이 있다.

동양의학적으로 볼 때, 이는 가슴의 중단전이 막히고 기운이 상기되어 일어나는 것이다. 108배를 하면서 단전호흡을 하면 막혔던 단전이 뚫리면서 정신이 맑아지고 피로가 풀린다. 또한 108배를 반복해 땀을 뻘뻘 흘리면 몸 안의 노폐물이 빠져 감기 기운을 몰아내게 된다. 단전호흡 시의 날숨으로도 몸의 나쁜 기운을 뱉어내는 효과가 있다. 이러한 108배를 매일 규칙적이고 지속적으로 하게 되면 호흡이 부드러워지면서 만성피로가 사라진다.

베테랑 절 수행자들은 절을 아무리 많이 해도 피로감을 느끼지 못한다고 말한다. 오히려 절을 할수록 정신이 명징해지고 피로가 풀리는 것을 경험한다. 이런 현상은 절 동작이 호흡과 일치해야 일어날 수 있는 현상이다. 이렇게 절을 매일 하게 되면 몸에 찾아오는 나쁜 기운을 스스로 물리쳐 감기 몸살에 걸리지 않는 것이다.

집중력을 키워주는 108배

뇌파 분석으로 찾아낸 108배의 집중력 향상 효과

최근에는 부모와 자녀가 함께 108배를 수행하는 사람들을 많이 볼 수 있다. 108배가 수험생들의 집중력을 높이는 데 효과적이기 때문이다.

집중력이란 뇌의 기능과 관련이 깊다. 108배를 통해 심신의 안정을 이루면 집중력도 높아질 것이란 추론이 가능하다. 그런데 과연 어느 정도까지 집중력이 높아질지에 대해서는 과학적으로 밝혀진 바가 없다. 제작진은 집중력의 향상도에 대해 과학적으로 분석해보기로 했다. 먼저 청견스님에게 그에 대한 조언을 구하였다.

"올바른 동작과 호흡이 동반된 절을 하면 머리가 차가워지게 됩니다. 이렇듯 머리가 차가워지면 자연 집중력이 생기고 생활에도 자신감이 붙게 마련이지요."

이른바 수승화강 효과에 의해 집중력이 향상된다는 뜻이다. 다만, 집중력을 키우려면 올바른 동작과 호흡으로 해야 한다. 청견스님은 호흡을 제대로 지키지 않을 경우 절을 하지 않는 것만 못하다고까지 말했다.

제작진은 108배와 집중력 향상의 관계를 뇌파 검사를 통해 밝혀보기로 했다. 저자가 뇌파 검사를 위해 찾아간 현장은 108배 회원들이 3000배를 하는 현장이었다. 이곳에서 5년째 절 수행을 하고 있는 현병철 씨의 도움을 받기로 했다. 절하기 전과 1000배를 할 때마다 측정해 4회에 걸쳐 뇌파 검사를 실시했다. 뇌파 측정을 통해 108배가 과연 명상 효과를 높이고 집중력을 키워주는지 알아보기 위한 것이다.

실험 : 108배를 하면 집중력이 올라갈까?

밤새도록 절을 한다면 누구나 피로해질 것이라는 게 상식적인 생각이다. 또한 어떤 운동이라도 열 시간을 계속 한다면 집중력은 저하될 것이다. 물론 3000배 현장에서는 45분간 절을 하고 15분간 쉬는 방식으로 하지만 어쨌든 운동량이 많아질수록 피로감도 커질 것이란 추론이 가능하다.

제작진은 하얀마음선원 강당에서 현병철 씨의 뇌파를 측정하기로 했다. 절이 끝난 후 바로 센서를 몸에 부착해 시간상 있을 수 있는 반감기를 최소화했다. 그리고 호흡의 효과를 알아보기 위해 심전도계를 부착했다. 이 실험은 락싸기술연구소 김기성 연구원이 수고를 해주었다.

열 시간에 걸친 3000배, 장시간의 절 운동이 뇌의 집중력에 어떤 변화를 가져올까? 제작진은 자못 궁금증을 참으며 3000배 현장을 지켰다.

먼저 뇌파를 측정해 SEF50%라고 하는 뇌활성도 지표를 살펴보았다. 이를 보면 절하기 전에는 후두엽 쪽만 활성화된 것으로 나타나 있다. 전두엽 쪽은 파란색으로 아무런 징후가 없는 것이다. 그러나 3000배 후에는 후두엽뿐 아니라 전두엽, 측두엽 등 뇌가 골고루 활성화되어 있었다. 절을 하면 뇌의 전반이 골고루 활동하는 것으로 나타났다.

108배를 하면 집중력이 30% 이상 높아진다

이번에는 집중도를 살펴보았다. 몰입 상태를 보여주는 그래프를 분석해보았다. 그 결과 절하기 전에는 0.31 정도의 몰입도를 보여주었다. 3000배를 끝낸 다음 날 오전 7시에 측정한 몰입도는 0.4로 약 30% 가량 몰입도가 증가한 것으로 나타났다. 말하자면 집중력이 3000배 끝날 시점에는 처음 집중도보다 30%나 늘었음을 의미한다.

흥미로운 점은 처음에 500배, 1000배까지는 집중도가 급격히 높아졌다가 2000배에서는 뚝 떨어진다는 것이다. 그러다가 다시 3000배에서는 집중도가 급격히 신장하게 된다. 그렇다면 왜 집중도는 계속 상승하지 않고 중간에 뚝 떨어지는 것일까?

락싸기술연구소 연구팀의 분석에 의하면 이런 현상은 시간대와 관련이 깊었다. 2000배를 하는 시간대가 새벽 4시에서 5시 사이였다. 이 시간대는 피로도가 심해지고 졸음이 찾아오는 시간대였다. 그로 인해 집중도가 떨어지는 것이다. 그러나 마지막 3000배 단계에서는 엄청난 집중도를 보이고 있다.

연구팀은 이 현상을 바로 명상 효과라 분석했다. 다시 말해 약간 멍한 상태에 있다가 마지막에 고도의 명상 효과가 나타난다는 것이다.

대전 을지대학병원 홍성엽 교수는 빠른 베타파, 느린 알파파의 합을 세타파로 나눈 값이 집중력을 나타내는데, 실험자가 3000배를 진행하면서 점진적으로 집중력이 증가함을 알 수 있다고 했다.

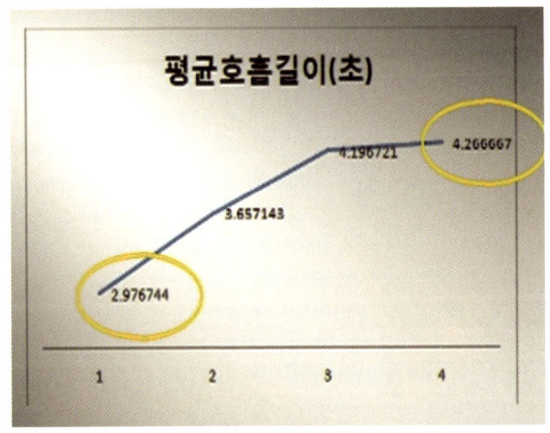

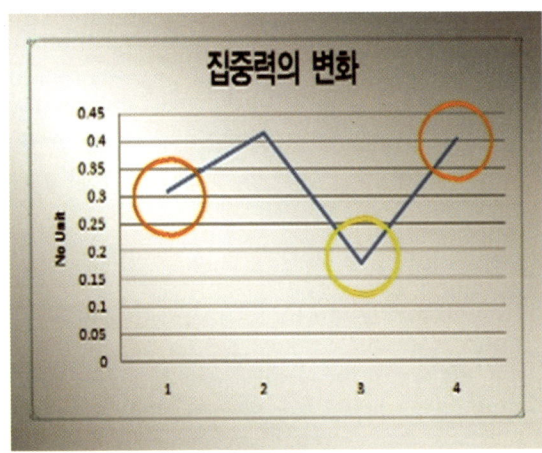

3000배 수행자의 뇌파와 호흡을 분석해본 결과 수행자의 호흡이 점차 길어지고 집중력이 극대화되는 것을 볼 수 있다. 지속적인 108배 수행을 하면 집중력 향상은 물론 심리적 안정에도 도움이 된다.

"남자의 경우에는 3000배를 하면서 집중도가 빠르게 증가합니다. 그 이후 높은 집중도를 나타내고 있고 지속적인 수련을 한다면 심리적인 안정과 집중력 향상에 도움이 될 수 있을 거라 생각합니다."

홍성엽 교수의 분석을 토대로 뇌파를 좀더 세부적으로 분석하기로 했다. 그 결과 알파파는 잠을 잘 때보다 절을 한 후 더 나왔다. 특히 남자의 경우 수면 시에는 알파파가 증가했다가 감소하는 것이 주기적으로 발생하는데, 그 변동폭이 무척 컸다. 그러나 절 운동시에는 그 변동이 별로 크지 않았으며 일정하게 유지된다는 것을 확인할 수 있었다.

이는 잠을 잘 때보다 절을 할 때, 머리가 편안한 상태로 유지됨을 확인해주는 결과다. 물론 실험군이 단지 한 사람에 불과하다는 점에서 데이터의 신빙성을 과장해서는 안 될 것이다. 그럼에도 잠을 잘 때보다 절을 한 후 심신 상태가 더 편한 것으로 나왔다는 점은 추가적으로 연구해볼 만한 의미있는 결과라 할 수 있다.

이렇듯 108배가 집중력 향상에 탁월한 효과가 있다는 것은 실험 결과로 확인할 수 있다. 마음이 안정되어 집중력이 높은 수준으로 향상된 사실은 3000배를 한 수행자들의 얼굴 표정에도 잘 나타났다.

절 수행을 마친 수행자들의 얼굴은 모두 환하게 빛이 난다. 땀과 호흡을 통해 모든 불순물을 배출한 그들은 하나같이 머리가 맑아지고 마음이 가벼워졌다고 말한다. 명상 효과로 인해 잠시나마 세상의 시름을 잊고 해탈을 맛보는 것이다.

전신운동, 완전운동
108배

저강도 유산소 운동의 놀라운 효과들

108배는 대표적인 유산소 운동이다. 운동은 산소를 공급하는 방식에 따라 크게 유산소 운동과 무산소 운동으로 나눌 수 있다. 무산소 운동은 산소의 공급 없이 에너지를 얻는 방식의 운동이고, 유산소 운동은 몸에 지속적으로 산소를 공급하고 그것을 연소해 에너지를 얻는 방식의 운동이다.

　무산소 운동에는 아령이나 역기 등을 써서 각종 근력을 강화해주는 운동들이, 유산소 운동에는 에어로빅이나 수영, 달리기 등이 대표적으로 꼽힌다. 유산소 운동은 다시 고강도의 유산소

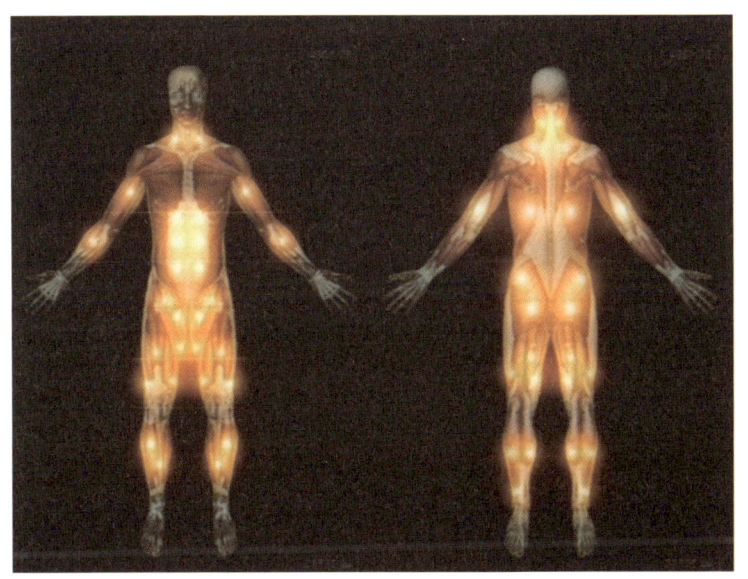

108배 운동 때 사용되는 근육. 108배는 온몸의 모든 근육과 관절을 사용하는 전신운동이다.

운동과 저강도의 유산소 운동으로 나뉘는데, 108배는 바로 대표적인 저강도 유산소 운동으로 꼽힌다. 즉 칼로리 소모는 적게 일어나지만 산소를 흡입해 몸에 축적된 지방을 태워 없애주는 효과가 크다.

일반인들이 무턱대고 고강도 유산소 운동을 하다가는 몸에 무리가 가기 십상이다. 또한 고강도 유산소 운동은 몸에 안 좋은 활성산소를 발생시키는 단점이 있다. 운동으로 소비된 산소의 대략 2% 정도가 활성산소로 체내에 축적된다고 알려져 있다. 활성산소는 격렬한 칼로리 소모가 일어나는 고강도 운동에서 많이 발생하는 것으로 인체 곳곳을 돌아다니며 혈관 및 세포를 손상시켜 암을 유발하고 노화를 일으키며 호르몬 체계를 혼란시켜 성인병을 일으키는 주범이다.

따라서 운동을 하더라도 활성산소의 발생을 줄이기 위한 노력이 필요하다. 즉 운동 강도를 되도록 낮게 해서 활성산소의 발생을 줄여야 한다. 그런 면에서 108배는 아주 적절한 운동이다. 저강도 유산소 운동으로 권장되고 있는 빠르게 걷기나 수영, 자전거 등에 비해서도 운동 효과 면에서 오히려 더 나은 운동법인 것이다.

108배는 또한 전신운동이다. 108배의 성인병 예방과 치료 효과, 집중력 향상, 마음수련 효과 등도 모두 이런 전신운동적인 측면과 관련이 깊다. 무엇보다 전신운동으로서 온몸의 근육을 골고루 발달시키는 효과가 있다. 108배처럼 전신을 다 쓸 수 있는 운동은 거의 없다. 전신을 모두 쓰는 운동이 있다 해도 격렬한 고강도 운동들이다.

이에 반해 108배는 동작 하나하나가 부드럽게 이어지는 운동이다. 매우 짧은 시간으로도 몸에 쌓인 독소를 배출시키고 축적된 지방을 태워 없앨 수 있다. 수련자들의 경우 108배를 하는 시간은 약 15분 정도면 충분하다. 초보자들이라도 아무리 길어야 30분을 넘기지 않는다. 이는 그만큼 시간에 비해 효과적인 운동이라는 의미다.

또한 108배는 몸의 근육을 증가시킨다. 108배를 하려면 몸의 모든 부위의 근육과 관절들을 다 활용해야 한다. 그런 만큼 평소 쓰지 않는 근육들도 부드럽게 스트레칭 하는 효과를 얻을 수 있다. 이를 반복함으로써 몸의 근육들이 무리 없이 늘어나는 것이다.

절을 하면 합장에서부터 무릎을 굽히고 이마를 댔다가 다시 일어나 합장하기까지의 모든 동작에서 몸의 근육을 골고루 사용하게 된다. 먼저 합장 자세에서는 인체의 대칭을 바로잡아준다. 현대인들은 오랫동안 의자에 앉아 일을 하는 경우가 많다. 다리를 꼬거나 삐딱하게 앉거나 혹은 허리를 지나치게 수그리고 앉는 것 등이 모두 인체의 대칭을 저해하는 자세들이다. 그런데 합장 자세를 반복하는 것만으로도 인체의 비대칭을 바로잡을 수 있다. 합장 자세는 척추를 바로 세우고 어깨 근육을 이완시키는 역할을 한다.

천천히 무릎을 구부려 바닥에 앉는 자세를 통해서는 허벅지와 엉덩이 근육을 골고루 발달시킨다. 또한 배꼽 아래의 단전이 강화되어 하체가 강해지고 정기가 충만해지는 효과가 있다. 발가락에 모여 있는 사혈도 빠져나가고 혈액순환을 도와 무좀과 동상도 사라지게 만든다. 무릎을 꿇을 때는 무릎 관절 주위를 부드럽게 강화시킨다.

　다음으로 두 손을 앞으로 대고 머리를 숙여 땅바닥에 대기도 한다. 이 동작에서는 자연스럽게 어깨 근육이 강화되고 목운동이 일어난다. 사무직 노동자들의 경우에는 특히 장시간의 컴퓨터 작업과 서류 작업 등으로 어깨에서 목까지 근육이 뻣뻣하게 굳는 경우가 많다. 목의 근육을 자연스럽게 풀어주는 운동은 사실 그리 많지 않다. 108배는 목의 근육과 관절, 척추까지 자연스럽게 스트레칭을 할 수 있는 흔치 않은 운동이다. 108배로 목 디스크를 치유했다는 수행자들을 많이 볼 수 있다. 이는 108배가 목 주변 근육을 무리 없이 운동시키는 데 탁월한 운동법임을 말해준다.

　이마를 들고 다시 합장해서 일어서기까지의 동작으로는 발목과 무릎, 장딴지, 엉덩이의 근육들을 골고루 발달시킨다. 특히 허벅지와 종아리, 엉덩이 등의 근육이 차례대로 힘을 받아 발달하게 된다. 발이 굽혀졌다 펴지기를 반복함으로써 자연스럽게 발바닥 스트레칭도 이루어진다. 여성들의 경우에는 하복부의 기운을 따뜻하게 해서 냉대하나 생리불순 같은 질환들을 예방하는 데에도 효과적이다.

　이 동작에서도 발가락과 발바닥에 자극을 주어 혈액순환과 기순환이 이루어진다. 발바닥, 발뒤꿈치 부분이 움직여지고 무릎 관절 주위도 운동이 된다. 일어서는 동작에서는 몸의 탄력을 이용해야 하는데, 그래야만 힘을 많이 소모하지 않아 쉽게 지치지 않는다. 바른 자세로 일어나기를 반복하면 허리와 가슴근육 또한 운동이 된다. 이렇듯 108배는 몸의 모든 근육을 골고루 움직이게 함으로써 전신운동의 효과를 가져온다. 그럼에도 근육을 무리하게 사용하지 않고 반복적으로 스트레칭시키듯 근육을 활용한다는 장점이 있다. 말하자면 108배는 저강도 운동으로 누구나 접근하기 쉬우면서도 그 운동 효과는 매우 큰 것이다.

걷기 운동보다 다리근육 증가에 더욱 효과적이다

제작진은 108배의 뛰어난 운동 효과를 과학적으로 입증하기 위해 108배 운동과 걷기 운동을 4주 동안 비교 실험해보았다. 그 결과 108배는 무엇보다 다리 근육을 강화하는 데 매우 좋은 것으로 나타났다.

각기 6명으로 이루어진 108배 운동군과 걷기 운동군을 4주 동안 운동시킨 후 두 군의 근육량을 비교한 실험 결과, 걷기 운동군에서는 다리의 근육량이 증가하지 않은 반면 108배 운동군에서는 근육량이 늘어난 것으로 나타났다.

108배 운동 후의 다리 근육량은 절하기 전 37.8kg에서 절한 후 40kg으로 약 2kg 이상 증가했다. 몸무게의 변화 없이 다리 근육량만 늘었다는 것은 대단히 유의미한 결과다. 특히 노인들의 경우에는 나이가 들어감에 따라 근육이 쇠퇴해가는데, 절 운동이 다리 근육량을 증가시킬 수 있는 최적의 운동으로 입증되었다.

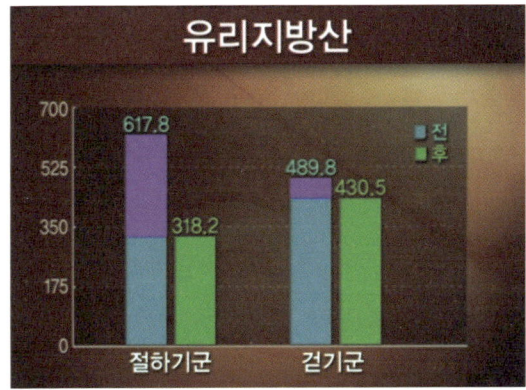

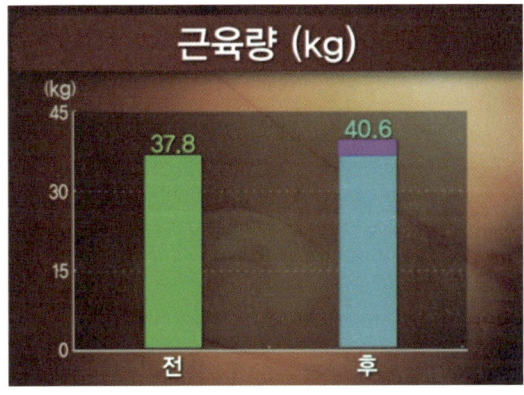

108배는 저강도 유산소 운동으로 걷기 운동보다 유리지방산을 많이 소모해 다리 근육량을 증가시켜준다.

혈액검사 중 유리지방산 수치도 놀라웠다. 절 운동군과 걷기 운동군과의 차이는 두 운동이 다리 근육에 미치는 영향을 보여준다. 걷기 운동군도 유리지방산이 489.8에서 430.5로 줄었지만 절 운동군의 수치는 617.8에서 318.2로 더 드라마틱하게 떨어졌다. 이것은 체지방률은 줄었는데, 근육량이 늘어나 공복혈당을 떨어뜨리고 근육이 늘어나면서 유리지방산을 연료로 많이 사용해 그 수치를 낮췄음을 보여준다.

108배로 지키는 척추와 관절

108배는 척추를 바로잡는 데도 탁월한 효과가 있는 것으로 나타났다. 척추 질환은 현대인들에게 매우 흔한 질환으로 잘못된 생활습관에서 비롯되는 측면이 많다. 이 질환의 결과는 생각 이상으로 심각하다. 척추가 심하게 휠 경우 요통 등이 생기고 장기에도 영향을 미칠 수 있다. 이런 척추 질환도 108배를 꾸준히 함으로써 고칠 수 있다.

108배를 하면 온몸의 근관절들을 반복적으로 수축 이완시키게 된다. 이렇듯 신체에 크게 무리를 주지 않으면서 온몸의 관절들을 굽혔다 폈다 반복하다 보면 척추가 저절로 바로잡힌다.

또한 108배는 무릎 관절을 더욱 튼튼하게 해주는 효과도 있다. 간혹 108배가 무릎 관절을 악화시킨다고 생각해 피하는 사람들도 있다. 그러나 두툼한 방석을 깔고 절을 하면 오히려 무릎 주변의 근육이 강화돼 무릎이 더욱 건강해진다. 무릎은 흔히 퇴행성관절염 환자들이 고생하는 부위다. 그러나 108배를 하면 힘줄과 근육이 강화돼 오히려 무릎이 튼튼해진다.
　"절 운동이 끝나고 난 뒤에 무릎과 그 주변 근육들을 마사지해주면 무릎 근육을 강화시키는 데 도움이 됩니다."
　청견스님의 말씀이다. 무릎을 마사지해주면 그곳에서 일종의 윤활유가 나와 더욱 강해지고 부드러워진다는 것이다. 다만 관절이 안 좋은 사람과 초보자의 경우에는 두툼한 방석을 깔고 천천히 하는 것이 중요하다. 가장 중요한 것은 바른 자세로 하는 것이다. 몸의 균형을 잃어 한쪽 무릎에만 힘을 싣다가는 자칫 무릎에 부담을 줄 수 있다. 바른 자세로 천천히 앉았다 일어났다를 반복해야 한다. 그래야만 무릎 주변의 근육이 강화돼 연골의 퇴행과 손상을 막을 수 있다.

다이어트에
효과적인 108배

절 수행자들 중에는 비만자를 찾을 수 없다

언제부턴가 비만은 공공의 적처럼 인식되고 있다. 부적절한 식습관과 각종 인스턴트 음식의 범람으로 비만자가 날이 갈수록 늘어나기 때문이다. 비만으로 인한 사회적 비용이 적지 않을 정도다. 건강 면에서도 비만은 성인병을 일으키는 최대의 주범으로 꼽힌다. 각종 합병증을 유발시키는 성인병의 전령과 같다.

일례로 비만이 심해지면 혈액 속에 과다한 지방덩어리들이 쌓인다. 이것이 고지혈증인데, 이를 방치하면 동맥경화나 고혈압으로 발전할 확률이 높다. 이는 또한 심근경색, 뇌졸중 등을 부를 수 있어 말 그대로 만병의 근원이라 할 만하다.

　비만 환자가 늘어나고 비만의 위험에 대한 경고의 목소리가 높아지면서 그만큼 다이어트를 시도하는 사람들도 많아지고 있다. 다이어트 방식도 다양하다. 약을 먹기도 하고, 식이요법으로 조절하기도 한다. 최근에는 각종 다이어트 동호회가 생겨났고, 인터넷이나 언론에선 이색적인 다이어트 비법이 소개돼 화제가 되기도 했다. 이른바 황제 다이어트니 맥주 다이어트니 수면 다이어트니 하는 것들이 그것이다.

　전문가들은 다이어트를 제대로 하려면 반드시 지켜야 할 몇 가지가 있다고 말한다. 즉 굶기식 다이어트를 피해야 하고 다이어트 기간 중에라도 양질의 단백질을 공급하며 유산소 운동을 병행해야 한다는 것이다. 굶기식 다이어트를 하면 살이 빠졌다가 다시 급격하게 찌는 이른바 '요요 현상'이 나타난다. 굶게 되면 체지방이 아닌 몸의 근육과 수분이 먼저 빠져나간다. 근육이 빠져나가면서 기초대사량이 줄어들고 이는 곧 체내에 남아 있는 에너지를 지방으로 바꾼다. 즉 굶고는 있지만 체내에 지방이 쌓이는 기현상이 일어나는 것이다. 이로 인해 일정 기간이 지나면 다시 체중이 빠르게 증가한다. 이런 요요 현상을 피하기 위해서라도 굶기식 다이어트는 삼가야 한다.

　다이어트를 위해서는 먼저 기름기 있는 음식과 술, 특히 밀가루 음식을 피해야 한다. 시중에 유통되는 밀가루 음식의 밀가루에는 각종 식품첨가물과 당분이 포함되어 있다. 밀가루 음식을 먹으면 이것들이 우리 몸에 들어와 지방으로 쌓이게 되는 것이다.

다이어트를 위해 가장 강조되어야 할 것은 적절하고 규칙적인 운동이다. 운동은 산소를 흡입해 우리 몸의 지방을 태워 없애는 가장 훌륭한 다이어트 방법이다. 그렇다고 먹는 것을 줄이지 않고 무턱대고 운동만 한다고 해서 다이어트가 되는 것은 아니다. 즉 운동을 열심히 하면서 음식을 제대로 조절해야만 효과적인 다이어트가 된다.

108배의 열량소모는 축구나 테니스와 비슷하다

그렇다면 비만 해소를 위한 가장 효과적인 운동법은 무엇일까? 108배야말로 비만 치료에 가장 적합한 운동이라 할 만하다. 물론 다른 운동도 적절하게 한다면 다이어트에 효과적일 것이다. 그럼에도 108배가 가장 효과적이라고 보는 이유는 108배만한 저강도 유산소 운동이 흔치 않기 때문이다.

108배는 겉으로 보이는 부드러운 몸동작에 비해 칼로리를 많이 소모해야 한다. 겉보기에는 "저게 운동이 될까?" 싶기도 하다.

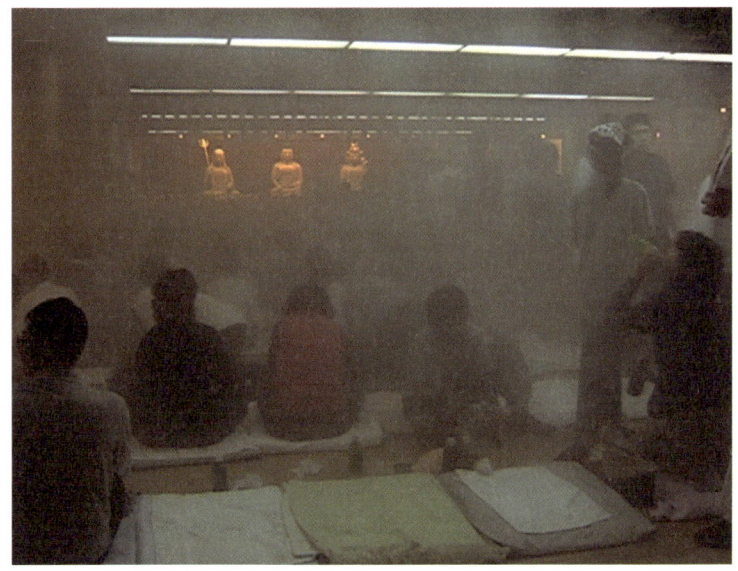

만일결사 회원들이 3000배 수련 중 잠시 쉬는 모습. 온몸에서 나온 열기가 찬 공기와 합쳐서 하얀 수증기를 만들어내고 있다.

그러나 막상 해보면 만만치 않다는 걸 실감할 수 있다. 108배를 10여 분간 실시하면 약 90kcal 정도의 열량이 소비된다. 이는 조깅을 하는 것과 비슷한 효과다. 한 시간 동안 절을 했을 경우에는 축구나 테니스를 하는 것과 비슷하고 탁구, 자전거 타기보다 훨씬 더 많은 열량을 소모하는 것으로 나타났다.

한편 108배는 동일한 칼로리를 소모하는 운동에 비해서도 훨씬 유리한 점이 많다. 일단 혼자서도 간편하게 시간과 장소의 구애 없이 할 수 있다는 점에서 그렇다. 격렬하거나 위험하지도 않아 남녀노소를 막론하고 편안하게 할 수 있는 것도 장점이다.

　더불어 108배를 하면 허리와 배를 지속적으로 접었다 펴는 굴신운동이 일어난다. 곧 위장과 대장 등 소화기관들의 운동을 활발하게 돕는 것이다. 위장과 대장 운동이 제대로 이루어지지 않거나 상태가 좋지 않은 것도 비만의 한 원인이다. 비만 환자들 중에는 변비로 고생하는 사람이 적지 않다. 변비로 인해 몸에 숙변이 쌓이면 몸 안에 독소가 남게 되고 신진대사가 원활하지 못해 그 자체로 건강을 해치는 요인이 된다. 장기를 운동시켜 소화 효과를 높이고 변비를 없애는 것도 비만 치료에 상당히 큰 도움이 된다.

　비만은 외모나 미용의 문제가 아닌 건강의 문제다. 비만인 사람에게 운동은 해도 그만 안 해도 그만인 게 아니다. 반드시 해야만 하는 과제다. 각종 성인병의 주범인 비만을 방치한 채 건강하길 기대할 수는 없다. 비만인 몸으로 건강하길 바라는 것은 마치 손에 물도 묻히지 않고 세수를 하려는 것만큼이나 어리석다.

　오늘날에는 점점 더 많은 사람들이 각종 스트레스와 폭식, 음주, 잘못된 식습관 등으로 비만에 시달리고 있다. 108배는 이러한 비만과의 전쟁에서 이길 수 있는 최고의 수행법이다. 몸의 건강을 유지하고 나아가 아름다운 몸매를 가꾸는 데에 108배만한 수행이 없는 것이다.

108배 더 알아보기 2

함께하면
더욱 좋은 108배

108배가 동료애와 부부 간의 존경심을 키워준다

108배는 몸과 마음을 건강하게 해주는 동시에 의외의 효과도 가져온다. 함께하는 사람들 간에 신뢰와 정을 돈독하게 해주는 것이다. 실제로 108배를 함께하면서 관계가 좋아졌다고 말하는 사람들이 많다. 가족들끼리 했을 때는 소원해진 가족관계가 복원되고 직장에서 함께 하면 동료애와 협동심이 증가하는 효과를 얻는다.

    제작진은 〈108배의 비밀〉을 취재하던 중에 108배가 인간관계를 개선해준 사례를 여러 차례 목격할 수 있었다. 경

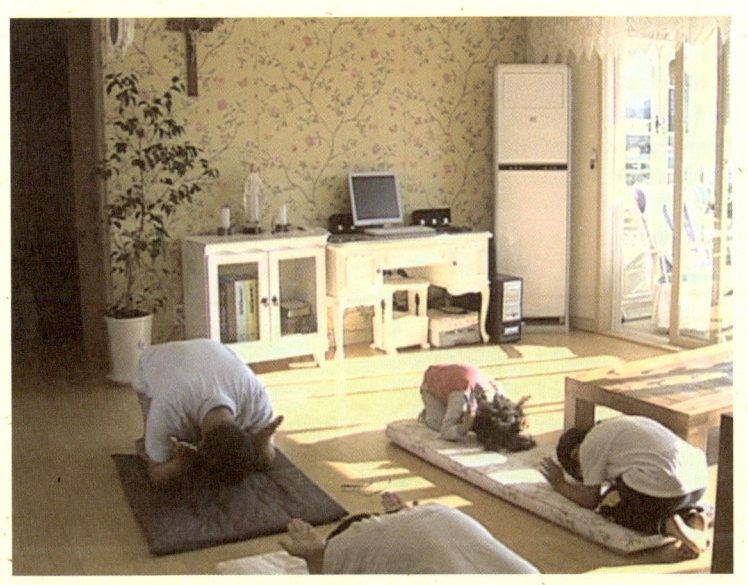
가족에게 나를 낮추는 108배는 가족의 화목과 사랑을 더욱 돈독하게 한다.

북 구미의 도로공사 건설현장 직원들은 함께 108배를 하면서 직장문화를 건전하게 바꾸었다. 그들은 이전보다 훨씬 동료애를 진하게 느끼게 된 것 같다고 고백했다. 정찬국 건설현장 소장은 그곳 현장의 무재해 기록도 108배 수행을 함께한 결과라고 믿었다.

구미 건설현장의 국형균 과장도 매일 거실에서 온 가족과 함께 절을 한다. 108배의 효과를 가정으로까지 파급해 보고 싶은 마음에 시작한 일이다.

그는 독실한 천주교 신자임에도 매일 아침 가족이 함께

108배를 한다. 그런데 함께 절을 하면서 기대보다 훨씬 많은 부분이 달라졌다고 말한다. 가족 모두 건강해져서 좋고 특히 아내에 대해 이전보다 한결 더 존중하고 사랑하는 마음이 생겼다고 한다. 아내 또한 남편을 이전과 달리 생각한다고 고백한다.

"남편과 서로 맞절을 하다 보니까 존중하는 마음이 굉장히 커지는 것 같아요."

아내 조소정 씨의 말이다. 아내 또한 남편과 같은 108배 예찬론자가 되었다. 온 가족이 108배를 하면서 건강과 화목, 두 마리 토끼를 다 잡은 셈이다.

108배를 매일 함께하는 어머니와 아들

중학교에 다니는 박영일(가명) 군을 둔 이순달 씨(가명)도 매일 자기 전에 아이와 함께 108배를 한다.

이순달 씨는 이전부터 108배가 좋다는 말을 들어 관심을 갖고 있었다. 그러던 차에 영일 군이 다니는 대안학교에서 108배를 적극 권유하는 것을 듣고 시작하기로 결심하게 되었다. 전부터 한 번 하고 싶던 차에 아이를 위해서라도 꼭 해야겠다고 생각했다는 것이다. 물론 처음에 영일 군은 꾀를 부리고 선뜻 하려고 하지 않았다.

아이가 방에서 나오려 들지 않아 순달 씨가 아이 앞에서 직접 절을 하기도 했다. 그러자 아이는 밖에 나가서 하라고 소리를 질렀다. 다행히도 순달 씨가 밖으로 나오자 아이도 따라나왔다.

영일 군의 방 벽에는 그동안 108배를 하면서 체크한 메모판이 붙어 있다. 그 메모판에 엄마와 아들이 함께 108배를 끝내고 스티커를 붙인 것이다. 엄마의 것은 푸른색 종이로, 아이의 것은 붉은색 종이로 표시를 한다.

엄마는 또한 영일이가 매일 어떻게 지냈는지, 어떤 자세로 절 운동을 했는지를 꼼꼼하게 적어 영일이에게 전달했다. 엄마가 일지에 적은 말들은 거의 칭찬 일색이다. 이런 칭찬 효과는 매우 커서 영일이로 하여금 108배를 꾸준하게 하도록 하는 아주 중요한 동기가 되었다. 칭찬은 고래도 춤추게 한다는 말이 영일 군에게도 들어맞은 것이다. 아이들의 경우에는 부모의 사랑과 관심이 절대적임을 순달 씨는 잘 알고 있었다.

"전부터 하고 싶던 차에 계기가 돼서 하게 되니까 굉장히 좋더라고요. 아이한테도 좋지만 저 자신을 위해서도 몹시 좋은 것 같아요. 일단 절을 하고 나면 기분이 상쾌하고 맑아지는 기분이에요. 소화도 잘되고, 밤에 할 때는 잠도 잘 오고요. 저는 밖에서 일을 하기 때문에 마음이 늘 분주하고 바빴어요. 그런데 절을 하면서 마음이 편해지고 여유로워지는 것을 느낍니다. 무엇보다 아이와 함께 절을 하고 나면 대화할 수 있는 시간이 마련되는 것 같아서 좋아요."

순달 씨는 엄마를 따라 절을 해주는 아이에게 고마움을 느낀다고 말한다. 함께 땀을 흘리는 과정에서 엄마와 아이 사이의 사랑과 신뢰도 더욱 쌓이는 것이다. 현재 순달 씨는 회사에도 108배를 전파하는 데 열심이다. 사람들도 몹시 호의적인 반응이라고 한다. 종교적인 의미로 하는 것이 아니고, 또 나름의 노하우를 배우면서 모두 기쁘게 참여하고 있다. 순달 씨는 아침 9시 이전에 직원들과 함께 절을 한 뒤 상쾌하고 맑은 기분으로 하루 일을 시작하고 있다.

그렇다면 엄마와 함께 108배를 하는 영일 군은 어떤 생각일까? 학교에서 절교육을 한다고 했을 때 학생들은 모두 거부반응을 보였다. 선생님들이 설득하고 방송국에 나간다고 해서 겨우겨우 했던 것이다. 그러나 영일 군은 일단 108배의 필요성과 효용에 대해서는 긍정적이었다. 다만 다른 아이들이 모두 하기 싫다고 하니까 본인도 덩달아 하기 싫었던 측면이 있었던 것이다. 또한 열심히 하지 않다 보니 효과를 느끼지도 못했다. 그러나 엄마와 함께 절을 하면서 생각이 조금 바뀌었다고 한다.

"그냥 처음에는 지겹다고 짜증내고 그랬는데, 집에서는 엄마가 하는 것을 따라하고 빨리 끝나니까 좋아요. 몸도 개운해져서 좋고 어쨌든 계속 가끔씩은 해야겠다는 생각을 해요."

이 정도만으로도 많은 변화가 일어난 것이다. 영일 군이 집에서 하는 횟수는 대략 50배 정도다. 그래도 매일 꾸준히 하다보니 소화가 잘되고, 머리가 맑아지고, 기분이 좋아짐을 느낀다고 한다. 학교 수업시간에 임하는 태도도 많이 달라졌다. 예전에는 수업시간에 선생님 말씀을 듣지 않는 것은 예사였다. 심지어 밖에 나가서 군것질거리를 사먹고 들어오기도 했다. 그러나 이제는 수업시간에 충실하고 예의를 지킨다고 했다. 그만큼 참을성이 많아졌다는 것이다. 영일 군은 이것을 스스로 절의 효과라고 믿었다.

이처럼 108배는 부부와 부부 사이, 엄마와 아들 사이의 사랑과 신뢰를 더욱 키워준다. 함께 땀을 흘리고 머리를 맑게 하면서 상대에 대해 감사하고 소중히 여기는 마음이 새록새록 쌓이는 것이다.

4

가장 손쉽고 가장 올바른 108배 수련법

잘못된 108배가 건강을 망친다

복식호흡이 생명이다

여섯 동작으로 배우는 108배 수련법

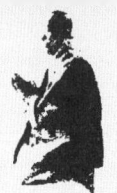

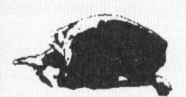

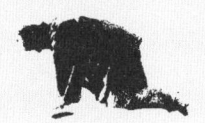

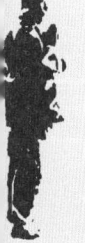

아무리 좋은 약도 제대로 써야 약이 된다.
자칫 잘못 쓰면 독이 될 수 있기 때문이다. 108배 운동도 마찬가지다.
제대로 해야만 신비한 질병 예방과 치유 효과, 전신운동 효과,
명상 효과 등을 골고루 얻을 수 있다.
108배 절 운동의 효능을 제대로 체험하려면 올바른 동작에 호흡을 맞추고
마음을 집중해서 매일 꾸준히 해야만 한다.
올바른 절 동작은 어떤 것인지, 복식호흡은 어떻게 이루어져야 하는지,
각 동작별 주의할 점은 무엇인지
108배의 바른 수련법에 대해 알아보도록 하자.

잘못된 108배가
건강을 망친다

잘못된 절 동작은 손목, 발목, 무릎 관절 등에 염증을 일으킨다

약도 잘 쓸 때 약이지 잘못 쓰면 독이다. 절도 이와 별반 다르지 않다. 잘못된 동작과 호흡을 반복하다 보면 건강해지기는커녕 오히려 몸을 망칠 수 있다. 그런 면에서 108배를 처음 시작하는 초심자들은 올바른 동작과 호흡법을 제대로 익혀야 한다.

절하는 방법이 중요하다 보니 〈생로병사의 비밀〉 프로그램에서 별도로 약 2분의 시간을 할애해 그래픽과 함께 자세와 호흡하는 법 등을 설명했다. 그런데 방송 프로그램인지라 보고나면 금방 날아가버리는 '온에어(on-air)'라는 게 문제였다. 방송이 끝난 후 홈페이지 게시판에 더 자세히 보여달라는 문의가 빗발쳤다.

저자도 프로그램을 만들기 전까지 약 2년간 절을 해왔다. 그럼에도 청견스님으로부터 절하는 동작과 호흡법을 전해듣자 그동안 얼마나 잘못해왔는지 새삼 깨닫게 되었다.

내가 해온 절은 유교식이었다. 먼저 팔을 굽혀 손을 바닥에 내려놓고 머리를 숙여 절을 하는 방식이다. 그런데 1년쯤이 지나고부터 절 후유증이 나타나기 시작했다. 왼쪽 팔목 부위에 건초염이 온 것이다. 건초염이란 손힘줄을 싸고 있는 막에 생기는 염증을 말한다. 급성일 때는 붓고 고름이 생기며 몹시 아프고 만성일 때는 결핵성인 것이 많다. 건초염은 특히 천공원이나 피아니스트 등 건초에 심한 마찰을 일으키는 일을 하는 사람들에게서 자주 나타난다. 주사기로 염증 부위를 뽑아내는 간단한 시술만으로 완치가 되기도 하지만 간혹 나은 뒤에 운동 장애를 일으키는 경우도 있다. 또한 힘줄의 얇은 막이 다시 터지면 재발하기도 하는 고약한 질환이다. 저자의 경우에는 지금도 왼쪽 손목이 복숭아씨처럼 툭 튀어나와 있다.

무릎 관절도 특별히 조심해야 하는 부위다. 잘못된 절 동작 탓에 관절염이 올 수 있기 때문이다. 실제로 108배 프로그램을 제작하는 과정에서 제작진이 가장 많이 받은 질문이 무릎 관절에 대한 것이었다. 절의 운동 효과는 크겠지만 무릎 관절에 안 좋을까 염려가 된다는 것이었다. 그 때문에 절 운동을 하지 않는 다는 사람들이 꽤 많았다. 물론 절을 잘못해서 부상을 입거나 관절염을 앓게 되기도 한다. 절을 할 때 무릎을 바닥에 쿵쿵 찧다 보면 관절염으로 발전할 수 있는 것이다. 호흡법도 마찬가지다. 잘못된 호흡법은 오히려 혈압을 높인다.

가슴으로 숨을 들이쉬면 마음을 어지럽히는 악순환을 불러온다

그렇다면 잘못된 절은 어떤 것이고 올바르게 절을 하는 방법은 어떤 것인가? 청견스님의 말씀부터 들어보았다.

"자세가 불량하다든지 절을 너무 빨리 한다든지 하면 숨에 문제가 생깁니다. 마음과 몸 사이에 존재하는 호흡은 몸의 영향도 크게 받고 마음의 영향도 크게 받습니다. 그중에서 몸의 영향을 더 크게 받아요. 심장 박동이 빨라지면 숨이 거칠어지죠. 이러면 마음 다스림이 잘 안 되는 겁니다. 절을 할 때 숨이 차거나 헐떡거리면 절이라 할 수 없습니다. 마음 다스림도 잘 안 되고 몸 다스림도 잘 안 되는 것이죠. 절을 잘못해서 자꾸 역호흡을 하면, 그러니까 가슴이나 어깨로 숨을 쉬면 이것이 다시 마음을 어지럽게 하는 악순환이 반복됩니다. 그러면 절하지 않는 것만 못하게 됩니다. 많은 수행자들이 절을 하면 반짝 좋아지곤 했습니다. 하지만 절을 오래하면 문제가 생기기도 했어요. 발에도 문제가 생기고 숨에도 문제가 생기고, 특히 숨을 거꾸로 쉬면 가슴과 머리에 혈압이 높아져요."

잘못된 절은 잘못된 자세와 호흡에서 비롯된다는 말씀이다. 또한 절 동작이 너무 빨라도 좋지 않다. 빠르게 동작을 반복하다 보면 근육과 관절에 골고루 무리가 오기 십상이다. 일반인들의 경우 108배를 하는 데 약 20분 정도 넉넉하게 시간을 주는 게 좋다. 또한 초보자일수록 자신의 동작이 바른지 호흡은 제대로 되고 있는지 스스로를 관찰하면서 천천히 해야 한다.

특히 중요한 점은 가슴으로 숨을 들이마시지 않는 것이다. 이것은 의외로 많은 108배 수행자들이 지키지 않는 사항이다. 우리 몸은 마음에 무척 예민하게 반응한다.

살면서 가슴으로 숨을 들이마시는 때는 부정적인 상황일 때가 많다. 놀랐을 때 흡, 하고 들이마시고 어떤 감정이 일어났을 때 또한 흐흡, 하고 들이마신다. 슬퍼서 울 때도 숨을 흡흡 들이마신다. 이처럼 부정적인 상황에서 숨을 들이마시는 경우가 많다.

절을 할 때에도 가슴으로 숨을 들이마시면 부정적인 마음이 된다고 한다. 당연히 몸도 그에 반응을 할 것이다. 중국의 고서에는 횡경막 위로 숨을 거꾸로 쉬면 60세 이전에 인생을 망친다는 말도 전해지고 있다.

"가슴으로 숨을 쉬면 배의 횡경막 아래 부분에 압이 존재하지 않게 돼요. 그럼 여기서 혈액순환이 잘 안 되는 겁니다. 배가 차가워지기 시작하고 횡경막 아래 배나 발이 차가워지면 눈과 이마와 머리는 바로 뜨거워집니다. 눈과 이마와 머리가 뜨거워지면 환자가 되는 것이고 마음을 다스리기 가장 힘든 사람이 되는 것입니다."

숨을 조절하지 못하면 오히려 혈압이 높아지는 것도 이런 이유다. 바른 절 동작과 호흡법이야말로 108배 수행의 가장 중요한 사항이다. 동작과 호흡을 제대로 하지 않아 108배가 약이 아닌 독이 되는 일이 없어야 할 것이다.

복식호흡이
생명이다

실험을 통해 알아본 복식호흡의 중요성

앞에서도 언급했지만 가장 중요한 사항이므로 한 번 더 다루고 넘어가도록 하자. 대체 복식호흡은 얼마나 중요한 것일까? 일단 저자와 제작진은 3000배 현장에서 네 번에 걸쳐 절 수행자들의 호흡 양상의 변화를 체크해보았다. 예상했던 대로 매우 유의미한 결과가 나왔다. 절 운동을 거듭할수록 절 수행자들의 호흡 횟수는 점진적으로 감소했고, 호흡 간격은 벌어지고 있음이 나타났다. 일반적으로 운동을 하면 맥박이 빨라지고 호흡수도 늘어나는데, 절 운동은 정반대의 현상을 보여준 것이다.

호흡의 점진적인 감소는 절 운동의 복식호흡 효과를 나타내는 것이다. 1회 호흡시에 환기량이 증가해 숨이 늘어나는 것이다. 실험자의 호흡시간을 보면 절하기 전에는 한 번에 2.97초가 걸렸는데, 마지막 절을 한 뒤에는 한 번 호흡에 무려 4.2초가 걸렸다. 거의 1.5배 이상 호흡이 길어진 것이다. 이는 복식호흡으로 인해 집중도가 높아지고 있음을 나타낸다.

그렇다면 복식호흡은 어떻게 해야 하는가? 절을 오래한 사람들 가운데에도 이 복식호흡을 대수롭지 않게 생각하는 사람이 있었다. 청견스님께 여쭈어보았다.

"숨이란 바로 우리 생명의 중심입니다. 그런데 이것을 잘 모르면서 사는 분들이 많아요. 대부분의 환자들은 모두 숨을 가슴으로 거꾸로 들이마셔요. 아무리 좋은 수행도 해보면 다 힘이 빠집니다. 숨이 맞지 않기 때문입니다. 이런 것을 극복하는 게 복식호흡입니다. 배꼽 아래 치골 부분까지 숨이 저절로 내려오게 수행하는 것이죠. 이걸 철저히 이행해야 제대로 된 108배 절 수행이 되는 겁니다."

일반적으로 하는 복식호흡은 배꼽 아래 세 치 단전을 말한다. 그러나 청견스님은 이보다 훨씬 깊게 숨이 내려가야 한다고 강조한다. 실제로 절을 해보면 단전보다 훨씬 아래로 숨이 내려간다고 한다. 의식적으로 배를 내밀면서 하는 호흡이 아니라 저절로 되어야만 한다. 의식적으로 아랫배로 숨을 들이마시고 참으면 오히려 호흡이 더 나빠질 수 있으므로 주의해야 한다. 이렇게 배꼽 밑 방광 아래까지 숨이 들어오면 감정 조절이 쉬워지고 몸이 따뜻해진다. 혈액순환이 잘되고 머리가 맑아지므로 집중력도 자연스럽게 좋아진다.

이렇게 들이마시는 숨이 치골 아래 부분으로 들어오면 나가는 숨은 저절로 길어진다. 나가는 숨이 길어지면 마음이 편안해지고 기쁨으로 충만해진다. 마음이 긍정적으로 바뀌는 것이다. 마음이 긍정적으로 바뀌면 몸도 좋아지고 마음도 좋아지고 나아가 내 주변도 긍정적으로 바꿀 수 있다. 나뿐만 아니라 내 주변과 더 나아가 사회를 밝게 정화시킬 수 있는 것이다.

청견스님은 오랜 수행을 통해 이런 복식호흡법을 터득했다. 오랫동안 선방에서 수행했던 그도 처음엔 몸이 아주 차가웠다고 한다. 그런데 절을 잘못하면 이렇게 차가운 몸이 더욱 차가워진다. 숨을 잘 맞춰 뜨거운 에너지가 배꼽 아래로 들어오게 해야 한다. 그리고 여기서 체열이 발생해서 몸을 따뜻하게 해야 한다. 이곳이 따뜻해지면 눈과 이마와 머리는 시원해진다. 이렇게 호흡만 잘되면 몸이 차가웠던 사람도 금방 따뜻해진다고 한다. 이것이 가장 좋은 건강법이고 가장 쉽고 완벽한 수행법이다.

복식호흡에 맞춰 절 수행을 하면 절대 힘이 빠지지 않는다.

베테랑 절 수행자들도 이 점에 대해 한결같이 증언하고 있다. 호흡과 동작이 완전히 일치하면 오히려 힘이 축적되고 머리가 맑아지며 어깨가 가벼워지고 가슴이 시원해진다. 그리고 몸의 노폐물인 독소가 모두 빠져나가는 걸 느낄 수 있다고 한다. 물론 초심자들에게는 이런 복식호흡이 쉽지 않다. 복식호흡에 신경을 쓸수록 절의 횟수를 잊어버리기 십상이다. 복식호흡의 방법을 한 번 더 살펴보자.

올바른 들이마시기와 내쉬기

오랫동안 수행을 한 사람들의 호흡소리는 '흡흡호' 하고 나는 게 일반적이다. 숨을 두 번에 걸쳐 들이마시고, 한 번에 내쉬는 것이다. 그러나 이것은 오랜 수행을 거쳐 호흡법이 완성된 뒤의 일이다.

초심자들은 숨을 의식적으로 들이마시면 안 된다. 무릎에서 엉덩이로 이어진 사두박근을 조여서 허리를 반듯이 펴고 바른 자세에서 숨이 저절로 배꼽 밑 방광 아래 치골 부분까지 짧고 간명하게 내려가게 만들어줘야 한다. 초심자들은 이것만 계속 연습하는 것이 좋다.

입으로 내쉴 때는 가늘고 길고 부드럽고 고요하게 휘파람을 불듯이 숨을 내쉬어야 한다. 이때는 입술 주변에 신경을 집중하고 느낌을 알아차리려 노력하는 게 좋다. 숨소리를 귀로 들으며 순간순간에 집중해야 한다.

몸을 숙일 때는 숨을 내쉬고 일어설 때는 사두박근을 조이면서 숨이 아래로 내려가게 유도해야 한다. 숨을 내쉴 때는 접족례를 하면서 이마와 팔꿈치와 엉덩이를 접을 때 이마가 땅에 닿기 직전에 입으로 숨을 의식적으로 내쉬기 시작해서 접족례를 마치고 합장할 때까지 내쉬는 것이다.

대체로 들이마시는 숨이 잘못되어 문제가 되는 것이다. 숨이 저절로 아랫배로 깊이 들어가야 하는데 어떤 감정이 일어났거나 자세가 비뚤어지거나 불량할 때는 숨이 배로 내려가지 않는다. 또한 배에 힘이 없어도 숨이 내려가지 않는다. 이럴 때 사람들은 대부분 어깨를 들먹거리거나 가슴으로 역호흡을 한다. 이것을 극복하기 위해서는 허리를 반듯이 펴야 한다. 특히 오목가슴을 탁 펴야 한다. 오목가슴만 펴도 일단 숨은 내려간다.

서 있는 동작도 중요하다. 양쪽 무릎과 양쪽 엄지발가락을 붙이고 서야 한다. 입은 항상 다물어야 한다. 배로 숨쉬지 않는 사람은 거의 잠을 잘 때나 일상생활에서도 입을 벌리고 있는 경우가 많다. 입은 말하고 밥을 먹기 위한 것이지 숨을 들이마시기 위한 것이 아니다. 그러나 절을 하거나 운동을 할 때에는 숨을 입으로 내쉰다. 특히 호흡이 잘 다듬어진 사람은 입으로 숨을 내쉴 때도 아주 고요하다. 귀로 자신의 숨소리가 들리지 않을 정도로 조용히 내쉬면서 마음을 다스린다.

  가슴이 막히거나 폐에 노폐물이 많은 사람들, 자세가 불량하거나 어깨가 뻣뻣하게 굳은 사람들, 혈압이 높은 사람들은 108배를 하기만 해도 저절로 호흡이 좋아지는 경향이 있다. 몸의 안 좋은 부분이 자연스럽게 해소되면서 제대로 호흡할 수 있게 되는 것이다. 원래 배가 차갑고 발이 차가운 사람은 호흡이 잘 이루어지지 않는다. 이런 사람들이 108배를 하면 폐 속의 노폐물이 저절로 빠져나가게 된다. 그 결과 머리, 이마, 눈이 시원해지고 몸은 따뜻해져 숨이 절로 잘 통하게 되는 것이다.

여섯 동작으로
배우는
108배 수련법

　이 책에서의 108배는 건강을 가꾸기 위한 것이다. 동작과 호흡이 일치하기까지는 어느 정도의 시간이 필요하다. 처음 며칠 동안에는 올바른 동작을 익히는 게 중요하다. 어느 정도 동작이 익숙해진 다음에는 호흡에 신경을 써서 제대로 된 호흡법이 되도록 해야 한다.

　올바르게 절을 해야만 제대로 운동 효과를 볼 수 있다. 잘못된 절 동작과 호흡이 오히려 몸을 망칠 수도 있다는 점에서 이는 매우 중요하다. 일례로 절할 때 발가락을 꺾는 동작이 있다. 사소한 것 같지만 이것이 반복되면 기대 이상의 효과가 난다. 한의학적으로 새끼발가락은 방광 및 신장 기능과 관련이 깊다. 새끼발가락을 꺾으면 이 두 장기가 좋아진다. 신장이나 방광은 머리에 열을 식혀주는 기능을 한다. 108배 동작에서도 새끼발가락을 꺾어줌으로써 신장과 방광을 좋아지게 하고 머리의 열을 식혀주는 것이다.

또한 절할 때 합장을 하고 무릎을 꿇은 다음 손이 앞으로 알맞게 나가는 동작이 있다. 이 동작에서 어깨가 풀린다. 다시 접족례를 한 뒤 손을 짚고 어깨가 앞으로 나가는데, 이때 손목이 꺾이면서 어깨가 나간다. 어깨를 풀고 손목을 꺾는 것은 큰 의미가 있다. 절 동작에서 손목을 꺾는 경우는 세 번 나온다. 손바닥은 가슴과 얼굴, 머리의 필요 없는 혈압을 빼내는 것과 연관이 깊다. 절을 하고 나면 이곳의 압이 빠져 머리가 맑아지고 가슴이 시원해지고 어깨가 가벼워지는 것이다.

스트레스를 받으면 어깨가 뻣뻣해지고 딱딱해지고 뒷골과 목도 뻣뻣해진다. 한의학적으로 볼 때 스트레스를 받으면 숨이 드나드는 가슴의 압이 막혀 있는 상태가 된다. 즉 스트레스도 잘못된 숨 처리에서 비롯되는 것이다. 배로 숨을 들이마시면 저절로 해소되는데, 가슴으로 들이마시는 탓에 압이 높아지는 것이다. 압이 걸리면 어깨가 먼저 딱딱해지고 뒷골이 뻣뻣해지면서 가슴이 탁 막힌다. 이 증상을 해소하려면 어깨와 목을 먼저 풀어주어야 한다. 이 방법이 바로 절 동작에서 손을 짚고 어깨를 앞으로 내보내는 것이다. 그때 손목이 꺾이며 접족례를 하게 된다. 즉 이런 동작이 가슴의 막힌 압을 빼내는 것과 매우 밀접한 연관이 있다.

특히 초심자의 경우에 바른 동작과 호흡법을 잘 익혀두면 잘못된 동작으로 오랫동안 절을 한 사람보다 훨씬 더 나은 효과를 볼 수 있다.

동작 1. 두 손 모으기

양 손바닥을 명치 위쪽 가슴 앞에서 똑바로 맞대고 자연스럽게 서는 동작이다. 이때 몸이 흔들리지 않도록 하고 발뒤꿈치는 붙이되 발 앞부분은 조금 벌어져도 된다. 손끝은 코끝을 향하도록 세우고 두 팔은 겨드랑이에서 약간 떨어뜨려두는 것이 좋다.

이 자세를 앞에서 보면 코와 손끝이 배꼽과 발뒤꿈치를 붙인 중앙에 일직선이 되어야 한다. 옆에서 보았을 때는 양쪽 귀와 양쪽 어깨, 양쪽 옆구리가 평행선처럼 보여야 한다. 양 손바닥은 너무 힘을 주지 않고 자연스럽고 편안하게 붙여야 한다.

합장 동작에서는 몸의 균형이 맞아야 한다. 평소 우리 몸은 잘못된 자세나 습관 등으로 좌우대칭을 이루는 시간이 별로 없

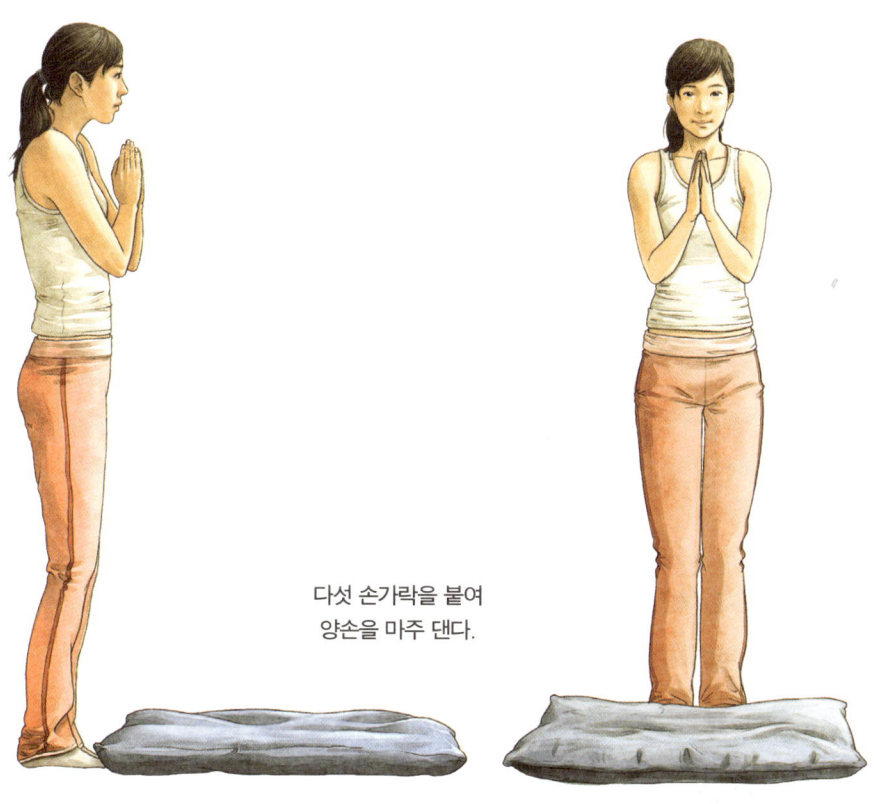

다섯 손가락을 붙여
양손을 마주 댄다.

다. 척추나 근육이 비대칭으로 발달돼 똑바로 서는 것조차 힘들어하는 사람이 있다. 이 동작을 반복하면 척추와 근육이 어느덧 제자리에 놓이게 된다. 합장은 심장의 활동을 규칙적이고 원활하게 도와 심신을 편안히 해주는 효과가 있다. 이는 신체 각 부위에 대응하는 경혈이 모아져 신경과 내장 호르몬을 분비하는 내분비선에 영향을 미치기 때문이다. 따라서 내분비계와 밀접한 관련이 있는 교감신경과 부교감신경의 균형을 도와 심신의 평온상태를 유지하게 해준다.

합장할 때는 마음가짐 역시 매우 중요하다. 절은 몸을 건강하게 하기 위한 것이지만 마음을 건강하게 하기 위한 것이기도 하다. 마음에 가득찬 집착과 아집, 불안과 근심을 떨쳐버리기 위한 것이다. 그러려면 합장할 때부터 긴장을 풀고 마음을 편안히 먹는 것이 중요하다. 의식적으로라도 얼굴에 가벼운 미소를 띠면 몸과 마음이 이완되어 편안해진다.

동작 2. 무릎 꿇고 앉기

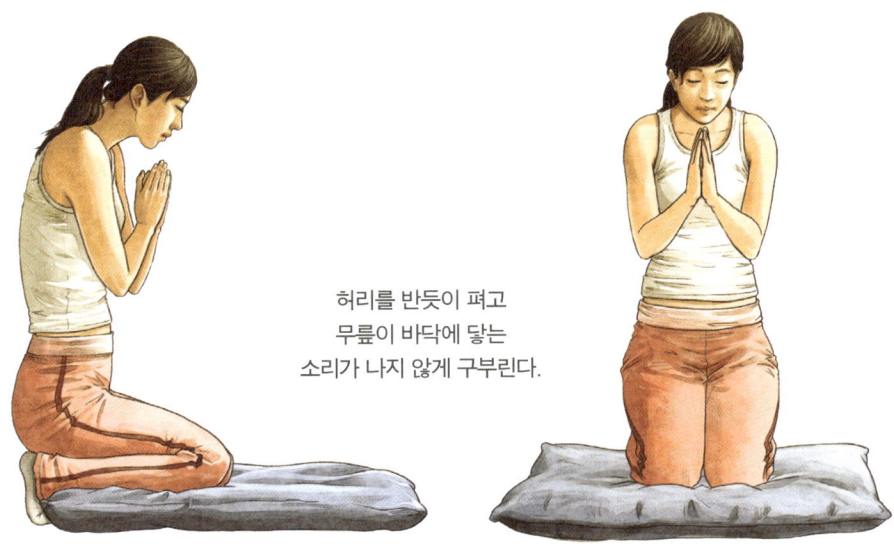

허리를 반듯이 펴고 무릎이 바닥에 닿는 소리가 나지 않게 구부린다.

몸의 균형을 맞춘 상태에서 무릎을 소리나지 않게 구부려 기마자세를 취한다. 계속해서 숨을 들이쉬면서 천천히 무릎을 꿇는다. 이때 허리는 구부리지 않아야 하고 무릎과 무릎 사이는 주먹 두 개 정도의 넓이가 되도록 해야 한다. 무릎은 바닥에 닿는 소리가 나지 않을 정도로 가볍게 꿇어야 한다.

초보자의 경우 간혹 몸의 균형이 맞지 않으면 두 발을 약간 벌려줘도 괜찮다. 무릎을 꿇을 때 발 사이는 10cm 정도의 넓이로 벌리되 뒤꿈치만 조금 더 넓게 벌려서 앉을 때 엉덩이가 양 뒤꿈치 사이로 들어가게 한다. 또한 무릎을 꿇을 때는 두 손을 동시에 바닥에 대고 동시에 떼서 합장을 하도록 해야 한다. 손으로 바닥을 짚는 동작이 동시에 일어나지 않으면 가슴이 비뚤어져 호흡이 흐트러지게 되기 때문에 주의해야 한다.

이 자세에서는 허벅지, 종아리의 근육이 강화된다. 물론 무릎 아래에는 두툼한 방석을 대서 무릎에 충격이 가지 않도록 해야 한다. 또한 되도록 동작을 천천히 해서 무릎에 올 수 있는 충격을 최소화한다. 내려가는 동작에서 코로 들숨을 소리나지 않게 들이마셨다가 무릎을 꿇고 앉은 상태에서 들숨을 잠시 멈춰야 한다.

기마자세에서 무릎을 꿇을 때, 간혹 발바닥과 발가락이 아프다는 사람이 있다. 이는 동양의학적으로 볼 때, 용천혈(湧泉穴)이 막힌 경우다. 용천혈은 신장으로 통하는 것으로 발등이 발바닥

위로 포개지는 동작에서 자극을 받아 신장과 방광의 건강이 좋아지며 불평 불만과 원망도 소멸된다.

또한 무릎을 꿇을 때 대둔혈(大臀穴)도 자극을 받아 온몸이 가벼워지는 느낌을 받는다. 기마자세는 하단전이 강화되어 하체가 강해지고, 정기가 충만해져 정신력이 강화되는 자세다. 발가락을 꺾고 무릎을 꿇는 동작에서는 몸 속 정전기가 땅으로 방출되어 몸이 가벼워지며 각종 질병을 예방할 수 있다.

동작 3. 두 손으로 바닥 짚기

손을 어깨 넓이로 벌려 바닥을 짚는다. 입으로 숨을 내쉬며 손과

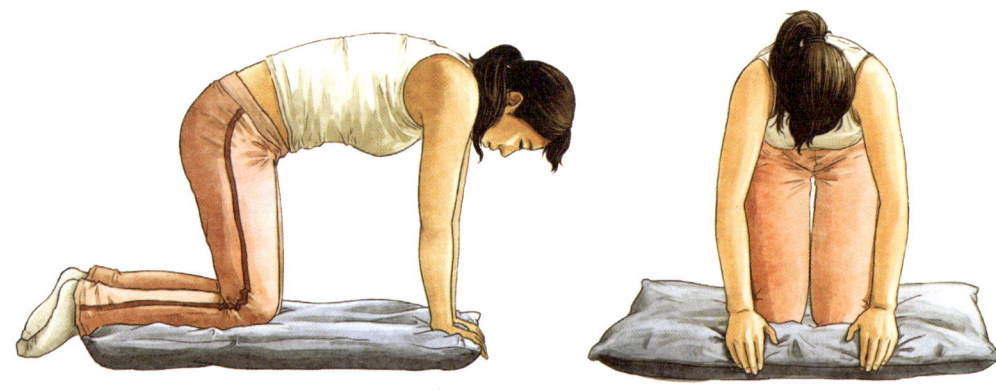

손을 짚고 앞으로 살짝 나가며 왼발이 오른발 위에 놓이게 포갠다.

손 사이의 간격은 머리가 들어갈 수 있을 만큼 벌리고 손가락은 벌리지 않는다. 팔을 편 상태에서 손을 바닥에 짚고 몸을 약간 앞으로 내밀면서 동시에 발을 살짝 들고 왼발을 오른발 위로 포갠다.

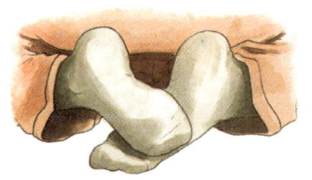

팔을 굽혀 머리를 바닥에 댈 때 발 동작이 중요하다.

    이 동작을 반복하다 보면 엄지발가락 둘째 마디와 발바닥에 통증이 오는 경우가 있다. 이는 운동 부족이거나 혈액순환이 잘 이루어지지 않아 생기는 현상이다. 인내심을 갖고 절을 반복하다 보면 용천혈이 열리면서 발끝까지 혈액순환이 원활해지고 자연 통증도 사라지게 될 것이다.

동작 4. 바닥에 머리 대기

이마가 바닥에 닿는 동시에 엉덩이가 두 발뒤꿈치 사이에 들어가 붙도록 한다. 손은 바닥을 위로 하고 귀 부분에 있도록 하며 팔꿈치는 바닥에서 뜨지 않게 무릎 약간 앞이나 옆에 있게 한다.
    이때 엉덩이는 발뒤꿈치에서 떨어지지 않게 하고 배와 가슴은 대퇴부에 닿게 하여 몸을 완전히 낮춘다. 이 같은 동작을 이

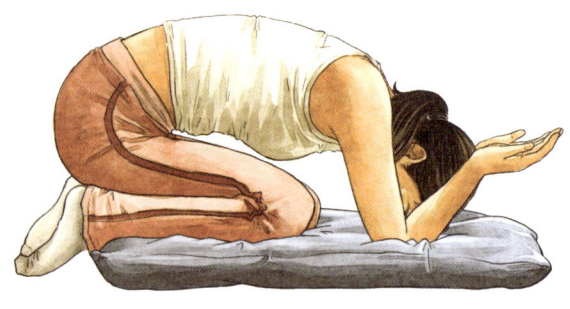

팔을 굽혀 머리를 바닥에 댄다.

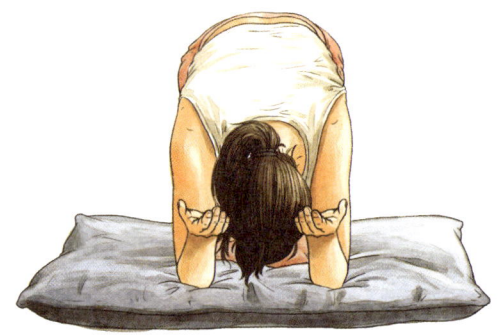

마, 양쪽 팔꿈치와 양쪽 무릎 등 다섯 곳이 닿는다 하여 오체투지(五體投地)라 한다. 이마가 바닥에 닿는 순간 반드시 엉덩이는 발뒤꿈치에, 배는 대퇴부에, 팔꿈치는 바닥에 닿아야 하며 손바닥을 위로 향하게 한 후 귀 높이까지 들어 접족례를 취한다. 이때 손바닥은 곧게 펴고 손 모양이 흐트러지지 않도록 해야 한다. 접족례는 불교적으로 부처님의 발을 내 손바닥으로 성스럽게 받쳐올린다는 의미가 깃들어 있는 동작이다.

　이런 종교적인 의미가 싫다면 굳이 접족례를 하지 않아도 된다. 운동의 관점에서 보면 접족례를 하지 않아도 크게 나쁜 점은 없기 때문이다. 이때 호흡을 내쉬면서 몸의 안 좋은 기운, 답답함 등을 모두 토해낸다. 막혀 있던 중단전이 열리면서 화병과 불안, 근심을 비롯한 번뇌를 모두 토해내는 것이다.

　이 동작에서의 운동효과는 기대 이상이다. 어깨, 목, 허리, 손목의 근육들이 움직여져 자연스레 운동이 된다. 특히 머리 뒷부분의 근육을 풀어주고 뒷골 당김 현상을 방지해준다. 이로 인해 뇌졸중, 고혈압, 상기병 등을 예방하고 치유할 수 있다. 엉덩이를 발뒤꿈치에, 가슴을 대퇴부에 닿게 하면 척추가 바르게 교정돼 디스크의 예방과 치유에도 효과가 크다.

동작 5. 머리 들고 두 손 모아 앉기

접족례를 했던 손바닥을 다시 아래로 향하게 돌리고 바닥을 짚으면서 머리를 들고 팔을 편다. 접족례를 하지 않았다면 이마를 바닥에 대고 잠시 멈춘 상태에서 머리를 들고 팔을 편다. 이때 단전 깊숙이에서 뱉어내던 날숨을 멈춘다. 다시 들숨을 쉬기 위한 준비단계로 잠깐 숨을 멈추는 것이다. 이어 몸을 약간 앞으로 내밀면서 발가락을 나란히 꺾고, 무릎을 꿇은 상태에서 합장을 한다.

　이 동작에서 양발의 엄지발가락과 뒤꿈치를 서로 꽉 붙인 채 무릎을 꿇으면 일어설 때 엉덩이가 뒤꿈치를 눌러 통증이 느껴

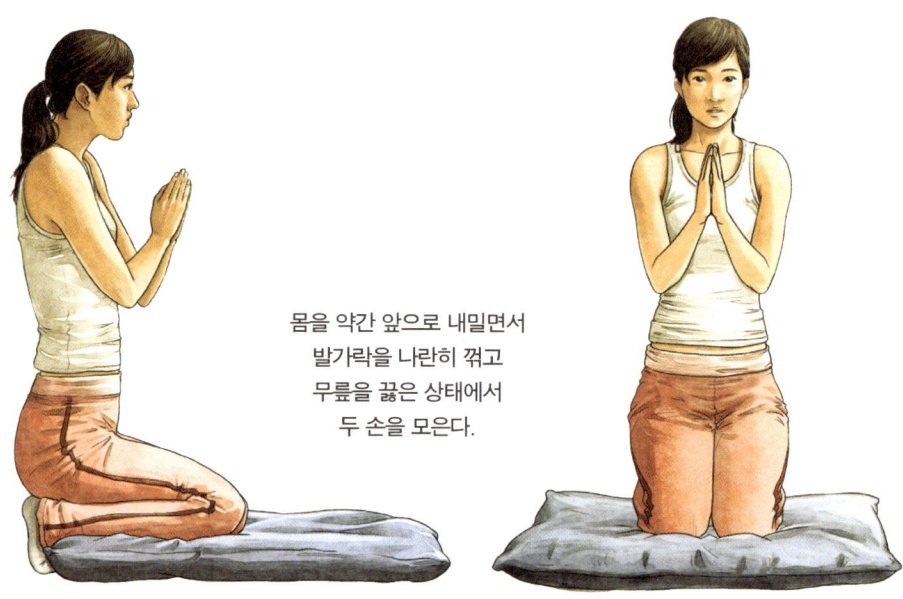

몸을 약간 앞으로 내밀면서
발가락을 나란히 꺾고
무릎을 꿇은 상태에서
두 손을 모은다.

질 수도 있다. 또한 엉덩이로 뒤꿈치를 누르면서 허리를 펴지 못하면 동작이 흐트러지고 탄력을 잃기 쉽다. 그러므로 발끝은 평소 합장 자세만큼 벌리되 뒤꿈치는 조금 더 벌려 팔자 모양이 되도록 해서 앉는다. 그러면 엉덩이가 양 발뒤꿈치 사이로 들어가 다시 일어설 때 탄력이 생기고 자세도 바르게 된다.

이 동작에서는 발바닥, 발뒤꿈치, 복숭아뼈 부분의 굳은살 등이 골고루 자극을 받는다. 특히 발목과 발가락에 모인 죽은 피가 없어진다.

한편 이마를 들 때에는 갑자기 머리를 드는 게 아니라 부드럽게 천천히 들어야 한다. 갑작스런 동작은 목 근육에 무리를 줄 수 있다. 발가락을 꺾으면서 허리를 펴는 동시에 바닥에 있던 손을 가슴으로 끌어모아야 한다. 이때 손을 바닥에

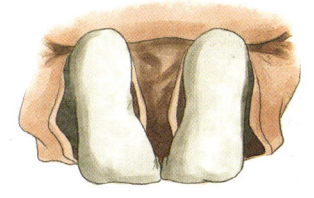

발가락을 꺾어주면 몸에도 좋고 탄력을 통해 쉽게 일어설 수 있다.

대고 끄는 소리가 나지 않도록 약간 힘을 주어서 탄력으로 허리를 세워 앉아야 한다.

동작 6. 두 손 모으고 일어서기

일어서는 동작에서는 몸의 탄력을 이용해야 한다. 이 탄력성이 절을 힘들이지 않고 오랫동안 할 수 있게 하는 비결 중 하나다. 몸의 탄력을 이용하면 아무리 많은 절 운동을 해도 쉽게 지치지 않는다.

먼저 발가락을 꺾고 무릎을 꿇고 합장한 자세에서 얻은 탄력을 이용해 발뒤꿈치를 붙이면서 가볍게 일어선다. 이때 입이 벌어져 있으면 에너지가 소모되고 몸이 흔들릴 수 있으므로 반드시 다물어야 한다. 합장한 손이 처지거나 손가락이 벌어져서도 안 된다. 또한 일어설 때는 반드시 기마자세로 일어서야 한다. 손

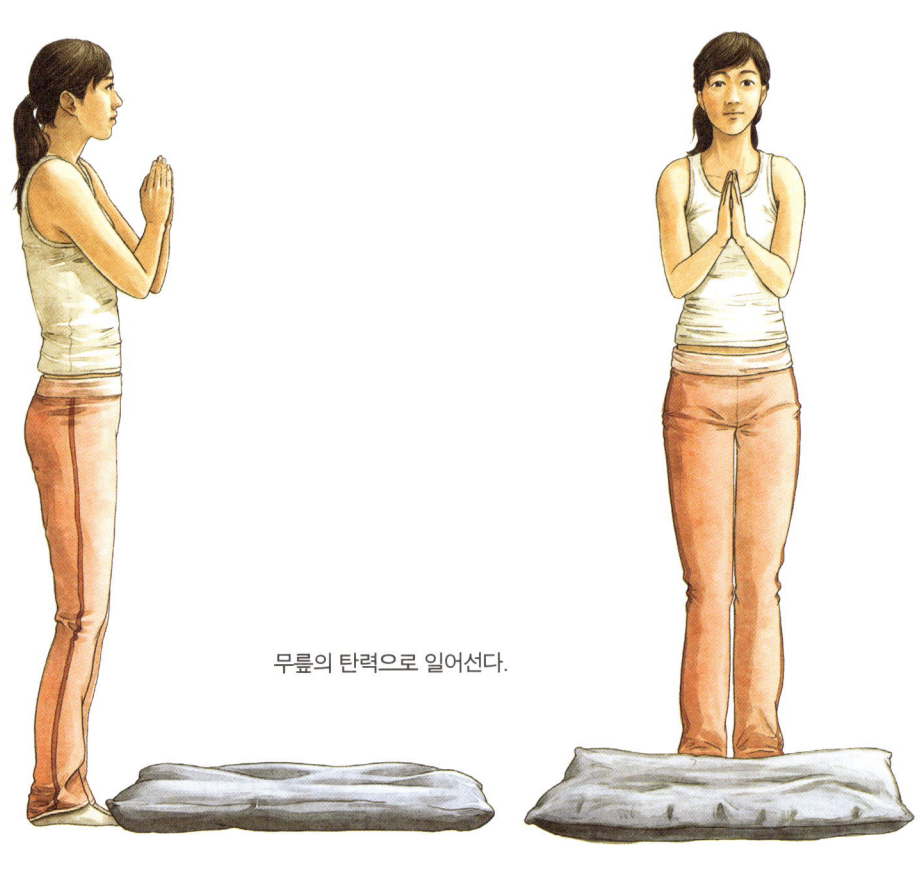

무릎의 탄력으로 일어선다.

을 바닥에 짚고 엉덩이부터 들면서 일어서면 허리에 무리가 와 허리병을 얻을 수 있다. 고개를 숙이지 않는 것도 중요하다. 고개를 숙이면 경추혈(頸椎穴)이 막혀 기운이 조화롭게 순환될 수 없다. 그러므로 턱을 당기고 얼굴을 바로 해서 절을 해야 한다.

간혹 절을 많이 해야 한다는 강박관념에 쫓겨 완전히 일어서

지 않은 상태에서 다시 앉는 사람들이 있다. 그러나 이렇게 하면 심장과 폐에 무리가 오며 단전호흡도 제대로 이루어지지 않는다.

일어설 때는 항상 가슴을 쫙 펴고 바르게 섰다가 다시 절을 해야 한다. 절을 한 번 할 때마다 허리와 가슴을 펴는 동작에서 허리와 목, 가슴 근육이 골고루 자극을 받고 단전호흡이 저절로 이루어진다. 특히 마음을 발에 집중하고 일어서면 단전호흡이 더 깊게 내려갈 수 있다.

여기까지의 모든 동작이 각각 분절되는 것이 아니라 물 흐르듯 하나의 동작으로 이어지도록 해야 한다. 또한 호흡과 동작이 하나로 합해지고 몸이 흐트러지지 않도록 주의해야 한다. 이렇게 했을 때 몸의 근육들이 부드럽게 움직이고 호흡을 통한 기순환이 제대로 이루어질 수 있다. 또한 절은 너무 빨라서도 안 되고 너무 느려서도 안 된다. 자기 몸이 가장 편안하다고 느낄 정도의 속도로 하되 정확한 자세와 호흡, 그리고 마음으로 횟수를 세면서 해나가는 게 중요하다.

그 밖의 주의할 점들

초심자들은 처음부터 너무 무리하게 많이 하지 않는 것이 중요하다. 또한 불교신자가 아니라면 108이라는 숫자에 굳이 연연하지 않아도 된다. 108은 불교적인 의미를 내포한 숫자다. 그러나 운동으로서의 108배는 숫자에 맞추기보다 자기 자신에게 적당한 횟수만큼 하는 게 중요하다. 그래야 지치거나 힘들다고 느끼지 않고 지속적으로 절 수행을 할 수 있다.

초심자의 경우 처음에는 몇 십 배부터 시작해서 이후 숫자를 계속 늘려나가는 게 좋다. 또한 숫자를 세지 않고 20분, 혹은 30분 정도 정해놓고 절을 하는 것도 하나의 방법이다. 20분 정도만 해도 절 운동의 효과는 어느 정도 나타난다.

또한 무릎 관절이 충격을 받지 않도록 두툼한 방석을 반드시 준비하는 것을 잊지 말아야 한다.

절을 하면서 떠오르는 잡념을 일부러 쫓기보다 절 동작에 집중함으로써 쫓는 편이 낫다. 동작이 바르게 이루어지고 있는지,

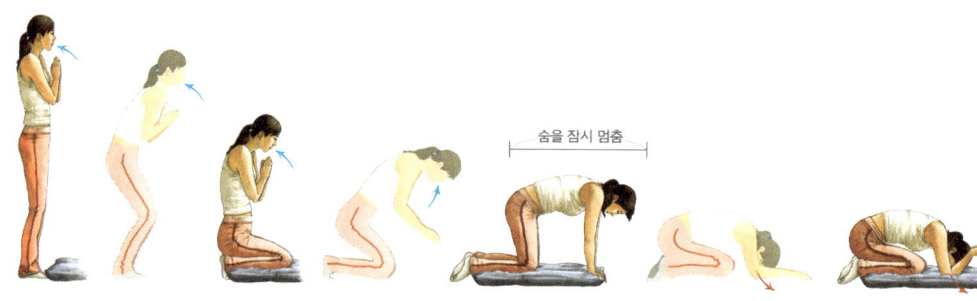

가장 손쉽고 가장 올바른 **108배의 수련법**

단전 아래까지 호흡이 내려가고 있는지를 신경쓰다 보면 자연히 잡념은 사라지게 마련이다. 절을 하는 숫자에 집중하는 것도 잡념을 없애는 하나의 방법이다.

이렇듯 저절로 잡념이 사라지면 머리가 맑아지고 집중력이 높아지는 효과를 얻을 수 있다. 자연 스트레스도 사라지면서 마음이 씻은 듯 개운해진다.

한편 절을 하기 전에 따뜻한 차를 한 잔 마시는 것도 좋다. 따뜻한 차로 다스려진 몸 속의 노폐물들이 절을 하는 과정에서 땀으로 배출되기 때문이다.

호흡으로 알아보는 108배 연결 동작 108배는 무엇보다 복식호흡과 각각의 동작이 조화를 이루어야 효과를 볼 수 있다. 절하는 동작별로 들숨과 날숨을 쉬는 방법을 시각적으로 표현해 보았다. 호흡에 항상 신경을 쓰며 수련하도록 하자. 절을 할 때는 입을 열지 않은 상태에서 코로 들이쉬고 엎드릴 때부터 입으로 내쉬면서 길게 내뿜는다. 다시 일어설 때 코로 숨을 들이쉰다. 절은 몸의 운동일 뿐만 아니라 정신 운동이기도 하다. 호흡과 절 동작이 일치하지 않으면 절 운동의 효과가 떨어진다.

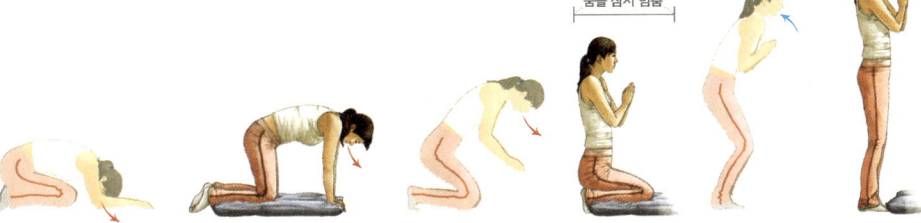

108배 더 알아보기 3

효과적인
108배를 위한 상식

절하기 좋은 시간

절하기에 좋은 시간대는 보통 잠자기 전이다. 가족이 함께 할 때는 밤 10시경이 좋고, 혼자 할 때는 가족들의 활동이 뜸한 밤 11시경이 좋다. 잠자기 전에 하는 절은 하루 종일 밖에서 시달렸던 몸의 긴장을 풀어주는 데 그만이다. 더불어서 하루 종일 스트레스와 짜증, 불안, 걱정과 번민에 시달렸던 마음을 차분히 가라앉히는 데도 좋다. 이것들을 풀어주지 못한 채 잠을 자면 괴롭고 힘든 마음 상태가 악몽으로 이어지게 된다. 잠을 제대로 못 자면 피로는 계속 남고 어느 순간 만성으로 굳어진다. 그러므로 잠자기 전에 절을 하는 것은 마음과 몸을 아침의 쾌적한 상태로 되돌려주는 것이다. 또한 잠자기 전에 절을 하면 근육이 이완되고 피로가 풀리면서 뇌파가 안정을 찾게 된다. 그러면 맑은 의식으로 편안한 수면을 취할 수 있다.

절하기 좋은 장소

절을 할 때는 전화나 TV 등을 끄는 것은 물론 방문이나 창문도 닫는 것이 좋다. 이는 방음의 효과도 있지만 방의 온도를 높임으로써 운동 효과도 극대화할 수 있기 때문이다. 복장은 땀복을 착용하면 더욱 좋다. 그러면 절을 하면서 땀으로 노폐물과 독소가 모두 빠져나오게 된다.

일주일 정도 절을 하면서 땀을 많이 흘리면 때가 생기지 않을 정도로 몸에서 각종 노폐물이 다 빠져나온다. 술을 마신 경우에는 술독이 머리와 이마 부분에서 빠져나오고 육류를 먹은 경우에도 냄새가 가슴과 겨드랑이로 대부분 빠져나온다. 두통약이나 보약, 영양제 등을 복용한 경우에도 전신의 땀구멍에서 그것들이 다 땀으로 배출되는 것을 체험할 수 있을 것이다.

이처럼 방문을 닫고 공기를 덥게 해서 절을 하면 땀을 많이 흘려 노폐물을 빼내는 효과가 있다. 또한 정신 집중을 위해서도 방문을 열어놓기보다는 닫아놓고 하는 편이 훨씬 좋다.

이처럼 땀을 흘린 뒤에는 샤워를 하는 것이 좋다. 노폐물이 빠져나간 몸을 깨끗이 씻는 것은 당연한 상식이다. 불교적으로 보면 노폐물이 빠져나간 몸은 기운의 수용체가 강해져 그만큼 우주의 기운을 더 잘 빨아들이게 된다. 그러므로 몸을 씻어 청정한 기운을 계속 유지해야 한다. 청견스님에 의하면 108배를 하루에 3회 정도 일주일만 해도 몸에 때가 생기지 않는다고 한다. 비누나 샴푸 등을 쓸 일이 없어지는 것이다.

108배 수행할 때의 마음가짐과 자세

편안하고 밝은 마음으로 절을 하면 절 자체가 기쁨이 된다. 몸에서 엔도르핀이 형성돼 전혀 힘들지 않고 즐거운 마음이 되는 것이다. 반면 너무 목적의식에 쫓겨서 절을 하면 마음도 불안해지고 그 효과도 적다. 몸에 해로운 아드레날린이 나와 근육이 경직되고 혈압이 상승하고 번뇌와 망상이 쌓인다. 그러므로 108배 운동을 할 때는 무엇보다 편안하고 밝은 마음으로 얼굴에 옅은 미소를 띠는 것이 좋다.

다이어트를 위해 절 운동을 하는 경우에는 처음부터 욕심을 부리지 않아야 한다. 처음부터 욕심을 부려 방석을 높이 쌓고 속도를 높이다 보면 호흡이 제대로 될 리 없다. 오히려 심장과 폐, 무릎, 허리, 목, 발가락 등에 통증을 유발할 수 있다.

몸이 마른 편이고 평소에 운동으로 단련된 사람은 처음부터 절을 많이 해도 큰 무리가 없다. 오히려 몸으로 기의 순환과 정신적 안정감을 느낄 수 있다. 그러나 체력이 약한 사람이나 뚱뚱한 사람이 처음부터 절을 많이 하면 관절과 근육에 무리가 올 수 있다. 다이어트 효과를 얻기 위해서는 관절과 근육을 단련시켜간다는 생각으로 조금씩 절의 횟수를 늘려나가야 할 것이다. 이 경우에도 너무 목적에만 치우쳐서는 안 된다. 108배와 그 동작 자체에서 기쁨을 얻는다는 밝은 마음으로 임해야 할 것이다.

마음 수련을 위해 절을 하는 사람들은 무엇보다 먼저 마음을 발에 집중해야 한다. 발가락이 꺾이고, 발이 포개지고, 다시 발가락이 꺾이는 순간을 마음으로 일일이 헤아려야 한다. 그러면 어느 순간 머릿속의 복잡한 현상들이 뻥 뚫리는 경험을 맛볼 것이다.

무릎에서 딱딱 소리가 나거나 옷과 몸이 스치고, 숨결이 들락거리는 소리가 방해를 하더라도 마음을 발에만 집중하라. 그러면 어느 순간 의식이 고요해지고 편안해짐을 느낄 것이다. 이렇게 발에 집중하여 절하면 신심에서 우러나는 108배 절 운동이 된다. 저절로 마음 수련이 되는 것이다. 또한 발에 집중하는 습관을 기르면 일상생활에서 힘든 일을 해도 좀처럼 지치지 않게 된다.

108배 방석 다루기

절을 할 때 가장 소중히 다뤄야 하는 도구가 바로 방석이다. 방석이 바닥의 찬 기운을 막아주고 무릎을 보호한다는 단순한 이유 때문만은 아니다. 절 방석은 수행을 하고 도를 닦는 가장 중요한 도구 중 하나이기 때문이다. 깨끗하게 보관하고 함부로 팽개쳐두거나 평소 다른 용도로 사용하지 않는 편이 좋다.

절을 할 때는 방석을 밟지 말고, 방석 바깥에서 무릎을 굽혔을 때 무릎이 방석 중앙에 오도록 해야 한다. 아예 절을 시작할 때 그 정도의 위치에 방석이 오도록 신경을 써서 방석을 놓는다. 그러나 절을 하다 보면 방석이 움직이는 경우가 많다. 초보 절 운동 수행자의 경우 그런 현상이 더욱 많다. 방석을 다시 올바르게 놓을 때는 반드시 양손을 써야 한다. 또한 바닥이 차다는 이유로 방석을 밟고 올라서는 것도 삼가야 한다. 방석은 자신의 이마를 대고 몸과 마음을 수행하는 데 중요한 것이기 때문이다.

절을 할 때 공격적인 성향의 사람은 방석이 자꾸 앞으로 나가는 경우가 많다. 반면 부정적이고 내성적이거나 방어적인 성향의 사람은 방석이 몸 쪽으로 따라오는 경우가 많다. 또한 허리, 골반, 머리, 어깨가 비뚤어진 사람은 방석이 좌우로 움직이는 경우가 많다. 이들 모두의 경우에 반드시 두 손으로 방석을 다시 올바르게 놓아야 한다.

5

108배의
궁금증을 풀어주는
108배 Q&A

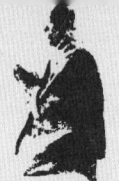

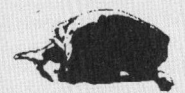

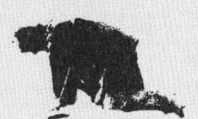

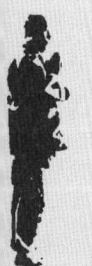

"108배를 할 때 지루함을 느끼면 어떻게 해야 할까?"
"108배는 몇 분 정도 하는 것이 적당한가?"
"108배와 다른 운동의 가장 큰 차이점은 무엇인가?" 등
108배를 시작하는 초보자들이 가질 법한 의문들을 정리해보았다.
108배 수련법 Q&A를 통해 궁금증을 풀어보도록 하자.

Q1_ 108배를 해서 얻는 수행 효과는 무엇인가?

108배는 발끝에서 머리끝까지 좌우가 대칭하면서 피부, 관절, 근육, 신경이 똑같이 움직이는 완벽한 운동이다. 그러나 운동만 하면 마음 다스림에 문제가 생긴다. 절을 할 때 한 동작 한 동작을 내 마음으로 알아차리는 게 중요하다.

몸뚱이에서 마음이 과거나 미래로 분리되지 않으면서 몸에서 일어나는 느낌, 몸이 움직이고 있는 현상을 또렷이 알아차려야 한다. 그러면 한 차원 높은 운동이 될 수 있다. 이런 방식으로 절을 하면 몸에서 에너지가 조금도 소모되지 않는다. 에너지가 몸에 꽉 차는 것을 느낄 수 있다. 이것이 바로 수행이다.

Q2 108배를 할 때 지루함이 느껴진다면 어떻게 극복해야 할까?

108배를 할 때 지루하다는 건 재미가 없다는 뜻이다. 그렇다면 왜 재미 없는지 살펴봐야 한다. 불교적으로 보자면 이는 마음에서 번뇌와 망상이 일어나기 때문이다. 절을 하기 싫은 번뇌 망상이 일어나거나 부정적인 번뇌 망상이 일어나는 것이 그런 경우다. 이것을 없애는 방법은 동작과 호흡과 마음을 하나로 일치시키는 것이다.

이렇게 절을 하면 지루함도 느껴지지 않는다. 또한 마음 수련에 신경을 쓰는 사람들은 발 동작 하나하나에 마음을 집중하는 게 중요하다. 발가락이 굽혀지고, 포개지고, 다시 굽혀지는 것에 마음을 집중하면서 횟수를 세어나가다 보면 번뇌 망상이 사라지고 마음이 편안해짐을 느낄 수 있다.

이렇게 제대로 된 수행을 하는 사람은 108배를 하고 나면 오히려 아쉬움을 느낀다. 그래서 베테랑 수행자들은 보통 50분에서 1시간 정도 절을 한다. 108배 정도로는 충분하지 못하다는 생각에 더욱 많이 하는 것이다. 그리고 그런 사람들에게는 지루함이 느껴질 틈이 없다. 운동 효과로 볼 때 50분에서 1시간 정도 하는 것이 가장 이상적이다. 대부분의 사람들은 50분 정도 절을 했을 때 적당한 양의 땀을 흘린다. 그 정도 절을 하면 몸 안의 노폐물이 대부분 빠져나가고 '수승화강' 효과를 볼 수 있다. 초심자들의 경우에도 기초적인 훈련만 받으면 40~50분 정도는 별 어려움 없이 할 수 있다.

Q3_ 108배를 할 때 바닥은 차가운 것과 뜨거운 것 중 어느 것이 좋은가?

절하는 곳을 춥게 해서는 안 된다. 특히 바닥이 차가우면 절대 안 된다. 바닥은 일단 따뜻해야 한다. 발은 제2의 심장이라는 말도 있다. 발은 피를 펌프질하는 곳이다. 발이 차가우면 몸에서 땀이 나지 않는다. 때문에 바람이 불거나 바닥이 차가운 곳은 피해야 한다.

'두한족열(頭寒足熱)'이 기본적으로 지켜져야 한다. 발바닥은 따뜻하고 머리는 차갑게 해야 하는 것이다. 거꾸로 눈과 머리에 열이 나면 화가 난 사람과 똑같은 상태가 된다. 발에서 땀이 나야만 머리와 이마와 눈이 시원해진다.

절을 할 때는 정신 집중을 위해서나 운동 효과를 위해서 방문을 닫아두는 게 좋다. 그러나 상황에 따라 환기를 위해 적당히 창문을 열어놓거나 108배가 끝난 뒤에 창문을 열어두는 것은 괜찮다. 108배가 몸 속의 나쁜 기운을 뽑아내는 것이고, 그것을 집안에 가둬놓기보다 내보내는 게 좋기 때문이다.

Q4_ 108배를 하는 데 몇 분 정도 하는 것이 가장 적당한가?

시간으로 치면 성인은 17~20분 정도가 적당하다. 폐활량이 크고 긴 사람들은 20분 정도 걸리고 보통은 17분 정도 걸린다. 어린 학생들은 이보다 빠른 편이다. 가장 중요한 것은 숫자보다 자기 호흡에 맞춰서 정신을 집중해 천천히 하는 것이다. 자기 마음 속에서 일어나는 번뇌를 알아차리면서 절을 한다면 단순히 운동을 뛰어넘는 훌륭한 수행이 될 것이다. 호흡과 동작을 일치시켜서 108배를 해나가다 보면 자기 몸에 알맞은 횟수와 시간을 스스로 깨달을 수 있을 것이다. 108배 절 운동도 다른 사람이 아니라 내 몸에 맞게 하는 것이 가장 중요하다.

Q5_ 108배를 할 때 무릎 관절이 아프면 어떻게 해야 하나?

무릎 관절이 아플 때는 절을 하지 않는 편이 낫다. 어느 정도 관절이 치유되었을 때 조금씩 천천히 절을 해야 한다. 그런 방법을 통해 관절 주위의 근육을 강화시켜줘야 한다. 절로 인해 무릎이 아픈 것은 두 가지 이유 때문이다. 첫째는 절을 너무 빨리하는 경우다. 절을 너무 빨리 하다 보면 관절에 무리가 오고 무릎을 바닥에 쿵쿵 찧을 수도 있다. 또 하나는 바닥에 적당한 방석을 깔지 않고 맨 바닥에서 하는 경우다. 바닥이 편편하지 않고 울퉁불퉁해도 무릎을 다칠 수 있다. 방석은 너무 두꺼워도 얇아도 안 된다. 너무 두꺼운 방석에 무릎을 찧다가 자칫 삐끗하는 경우도 있다. 또한 절을 하는 장소가 따뜻해야 한다. 그래야 근육이 부드럽게 이완된다.

Q6_ 108배에서 호흡이 얼마나 중요한가?

108배의 수행 효과에서 호흡은 절대적으로 중요하다. 동작 하나하나도 중요하지만 호흡 또한 올바르게 이루어져야 제대로 된 운동 효과, 수행 효과를 얻을 수 있다. 그러기 위해서는 복식호흡이 제대로 이루어져야 한다. 복식호흡이 제대로만 이루어지면 아무리 절을 해도 지치지 않는다.

절을 할 때는 입을 벌리지 않은 상태에서 무릎을 꿇고 앉을 때까지 코로 들이마신다. 어깨를 구부리고 이마를 바닥에 대고 허리를 다시 펼 때까지는 입으로 내쉰다. 천천히 길게 내뿜는다. 그리고 합장을 하고 다시 일어설 때 코로 들이마신다. 이렇게 호흡이 반복되면서 단전 아래까지 숨이 들어가면 배가 따뜻해지고 머리가 차가워지는 수승화강 효과가 일어난다.

가슴의 압을 풀어줘 머리를 맑게 해주는 것도 바로 이 호흡에서 비롯하는 것이다. 머리가 맑아지면 당연히 마음이 평안해지고 집중력도 강화된다. 108배는 몸을 건강하게 해주는 운동이지만 또한 정신을 맑게 해주는 수행이기도 하다. 호흡이 바르지 않으면 정신운동의 효과는 크지 않다.

Q7_ 108배가 다른 운동과 다른 점은 무엇인가?

이 세상에 존재하는 모든 운동은 다 힘을 소모한다. 요가를 해도 그렇고 하다못해 만화책을 봐도 눈이 피곤해진다. 에너지가 빠져나가는 것이다. 낮잠을 자도 너무 길게 자면 오히려 힘이 빠진다. 밥을 먹고 나면 졸린 것도 소화를 위해 에너지가 소모되기 때문이다. 사우나에 갔다 와도 피곤해진다. 힘이 빠졌다는 증거다. 이렇듯 세상 모든 운동은 에너지를 소모한다. 힘이 빠지는 것이다.

그러나 절 운동은 그와 반대다. 호흡에 맞춰서 완벽하게 절을 하면 절대로 힘이 빠지지 않는다. 오히려 힘이 축적되고 머리는 맑아지며 어깨도 가볍고 가슴이 시원해지고 몸의 노폐물이 깨끗이 빠져나간다. 그 비결은 바로 호흡, 숨에 있다. 숨이 저절로 아랫배로 짧고 간명하게 들어가고 길게 나가게 되면 몸에 에너지가 축적된다. 호흡에 맞춰서 절을 하는 동작에선 절대 에너지가 소모되지 않는다. 이것이 108배가 다른 운동과 근본적으로 차별화되는 점이다.

Q8_ 종교와 관련해 거부감을 느끼는 사람들을 위해

108배를 반드시 종교적으로 해석하거나 받아들일 필요는 없다고 본다. 신부님들 가운데도 108배를 하는 분들이 있고, 기독교 신자들 가운데에도 순전히 운동으로 108배를 하는 사람들이 많다. 종교적인 면에서 거부감을 느끼는 사람들은 특히 108이라는 숫자, 그리고 엎드린 채 손을 들어올리는 접족례 동작에서 거부감을 느낄 것이다. 그렇다면 이 동작을 빼버리고 108이라는 숫자에 집착하지 않으면 된다.

절 운동은 내 앞에 있는 누군가에게 절을 한다는 의미보다는 그냥 세상에 자기 자신을 낮추고 자신을 비운다는 의미가 더 크다. 자신을 겸손하고 겸허하게 하는 것은 모든 종교에 해당하는 말이다. 따라서 굳이 종교적 의미에 집착하지 않는다면 108배는 전신 근육을 강화해주고, 초보자도 누구나 쉽게 할 수 있는 아주 훌륭한 저강도 유산소 운동일 뿐이다. 종교 여부를 떠나 절 운동을 해본 사람들이 하나같이 마니아가 되고 절 전도사가 되는 것도 그 때문이다. 종교적인 거부감을 가질 필요 없이 전신운동으로 받아들이면 되는 것이다.

108배 더 알아보기 4

108배를 하면서
수를 세는 방법

108배 초심자들이 가장 많이 호소하는 어려움 중 하나가 절하는 횟수를 세는 것이다. 호흡과 동작에 신경을 쓰다보면 호흡을 잊어버리는 경우가 많다고 호소한다. 물론 절을 운동으로 하는 사람들의 경우 108이라는 숫자에 너무 집착할 필요는 없다. 그럼에도 그 상징적 의미를 무시할 수만도 없고, 숫자를 잃어버리면 다소 찜찜한 기분이 드는 것도 사실이다. 그런 면에서 절하면서 수를 세는 방법을 알아두는 것도 도움이 될 것이다.

108배를 할 때 수를 세는 가장 좋은 방법은 호흡에 맞춰 하는 것이다. 먼저 서 있다가 기마자세로 내려갈 때, 숨을 들이마시며 '하나'를 센다. 접족례를 올리며 숨을 길게 내쉬면서 또 '하나'를 센다. 마지막으로 합장하고 숨을 들이쉬며 다시 일어나면서 '하나'를 센다. 이렇게 절을 올리면서 한 동작에 숨을 들이마시고 내쉴 때마다 도합 세 번 횟수를 세면 된다. 물론 이렇게 해도 처음에는 횟수를 잊어버리거나 기도에 집중하지 못할 수도 있다. 그러나 이 방법이 몸에 익숙해지면 오히려 집중력이 높아지고 몸과 마음이 하나가 되는 경지에 다다를 수 있다.

수행이 더 깊어지면 그때는 일부러 신경을 쓰지 않아도 무의식적으로 수를 셀 수 있고, 호흡과 동작도 자연스레 일치하게 된다. 그 쯤 되면 어느 정도 절 수행의 경지에 이른 것이라 할 수 있다. 이처럼 마음으로 숫자를 세는 데 집중하면 집중력, 기억력이 좋아지고 대뇌가 각성되어 정신을 맑게 만들 수 있다.

모든 종교에서의 의식이 그렇지만 진정한 기도는 자신의 소원과 복을 갈구하는 행위가 아니다. 자신의 모든 것을 그 앞에 내려놓는 것이다. 절 역시 마찬가지다. 불교의 측면에서 보면 절을 하는 것은 복을 구하는 게 아니라 자신을 온전히 부처님 앞에 내려놓는 행위다. 모든 것을 부처님의 결정에 맡기는 겸허한 행위인 것이다. 이런 마음가짐이 되었을 때에야 비로소 몸과 마음이 편안해지고 기도 또한 자연스럽게 이루어지는 것이다.

1080배, 3000배, 1만 배의 숫자 대입법

108배를 하면서도 횟수를 잃어버리는 경우가 다반사인데 1080배, 3000배, 1만 배를 하면서 숫자를 세는 건 더욱 어려운 일이라 생각하는 사람들이 많다. 물론 그렇기는 하지만 불가능한 일도 아니다. 약간의 요령을 터득하고 마음을 집중하면 누구나 얼마든지 할 수 있다.

먼저 108배를 한 번 끝내고 나면 왼손 검지와 중지로 왼쪽 눈썹을 한 번 훑는다. 그렇게 표시를 한 후 처음부터 108배를 다시 센다. 108배를 두 번 끝내고 나면 오른손 검지와 중지로 오른쪽 눈썹을 한 번 훑는다. 그리고 다시 108배를 처음부터 센다. 108배를 세 번 끝내고 나면 왼손 검지와 중지로 왼쪽 눈을 표시한다. 108배를 네 번 끝내고 나면 오른손 검지와 중지로 오른쪽 눈을 표시한다. 108배를 다섯 번 끝내고 나면 왼쪽 귀를 표시한다. 108배를 여섯 번 끝내고 나면 오른쪽 귀를 표시한다. 108배를 일곱 번 끝내고 나면 코를 표시한다. 108배를 여덟 번 끝내고 나면 입을 표시한다. 108배를 아홉 번 끝내고 나면 목을 표시한다. 108배를 열 번 다하고 나면 1080배를 다 한 것이므로 왼손으로 얼굴에 원을 그린다.

3000배를 할 경우에는 천 배를 마치고 난 뒤 왼손으로 머리를 훑는다. 2000배를 마치고 나서 몸통을 훑고, 3000배를 다하고 나서 다리를 훑어주면 된다. 자신의 몸을 3등분으로 표시하는 것이다. 1만 배의 경우에는 3000배의 방식과 마찬가지로 3회를 반복한 뒤 마지막 1000배를 하면 된다. 이렇게 표시를 하면서 절을 하면 지루함 없이 1080배 혹은 3000배, 1만 배를 할 수 있다. 혹시 중간에 혼돈이 생길 경우에는 자신이 조금 전에 표시했던 곳을 한 번 더 확실하게 표시하면 정신도 집중되고 세는 일도 소홀함이 없게 된다.

1080배, 3000배, 1만 배를 할 때에는 이렇게 몸에 표시를 하면서 하는 편이 훨씬 수월하다. 머릿속으로 일일이 숫자를 세는 것은 쉽지 않을뿐더러 자칫 번뇌와 망상에 빠질 우려도 있다. 바둑돌이나 성냥개비 같은 물건을 가져다놓고 수를 표시하는 경우도 있는데, 이것도 집중을 방해하므로 좋지 않다. 자신의 몸에 표시를 하면서 절 동작에 집중해 자연스레 수행이 되도록 하는 게 가장 좋은 방법이다.

이렇듯 절을 하면서 동작과 호흡에 숫자를 맞춰 세다보면 집중력과 인내력을 높이는 효과가 있다. 또한 서너 가지를 동시에 수행함으로써 번뇌와 망상이 현저히 줄어들어 절 운동의 재미도 맛볼 수 있을 것이다.

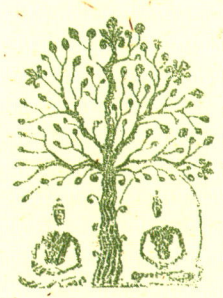

6주간의 108배 도전 일지

- 준비물 : 편안한 복장, 두툼한 방석, 따뜻한 양말 잊지마세요!
- 수련 장소 : 바닥은 따뜻하며 환기가 잘 되는 곳
- 수행 전 적당한 스트레칭은 필수

● 1주 차

요일	목표횟수	실천횟수	수련시간	수련소감
월				
화				
수				
목				
금				
토				
일				

● 나를 돌아보는 참회문

_____
_____
_____
_____

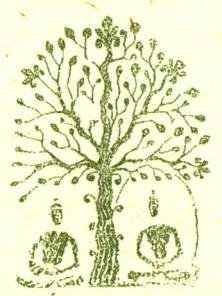

6주간의 108배 도전 일지

- 준비물 : 편안한 복장, 두툼한 방석, 따뜻한 양말 잊지마세요!
- 수련 장소 : 바닥은 따뜻하며 환기가 잘 되는 곳
- 수행 전 적당한 스트레칭은 필수

● 2주 차

요일	목표횟수	실천횟수	수련시간	수련소감
월				
화				
수				
목				
금				
토				
일				

● 나를 돌아보는 참회문

_____
_____
_____

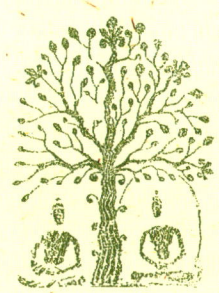

6주간의 108배 도전 일지

- 준비물 : 편안한 복장, 두툼한 방석, 따뜻한 양말 잊지마세요!
- 수련 장소 : 바닥은 따뜻하며 환기가 잘 되는 곳
- 수행 전 적당한 스트레칭은 필수

● 3주 차

요일	목표횟수	실천횟수	수련시간	수련소감
월				
화				
수				
목				
금				
토				
일				

● 나를 돌아보는 참회문

_____

_____

_____

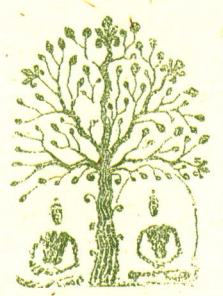

6주간의 108배 도전 일지

- 준비물 : 편안한 복장, 두툼한 방석, 따뜻한 양말 잊지마세요!
- 수련 장소 : 바닥은 따뜻하며 환기가 잘 되는 곳
- 수행 전 적당한 스트레칭은 필수

● 4주 차

요일	목표횟수	실천횟수	수련시간	수련소감
월				
화				
수				
목				
금				
토				
일				

● 나를 돌아보는 참회문

_____

_____

_____

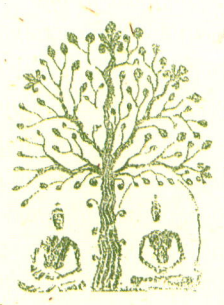

6주간의 108배 도전 일지

- 준비물 : 편안한 복장, 두툼한 방석, 따뜻한 양말 잊지마세요!
- 수련 장소 : 바닥은 따뜻하며 환기가 잘 되는 곳
- 수행 전 적당한 스트레칭은 필수

● 5주 차

요일	목표횟수	실천횟수	수련시간	수련소감
월				
화				
수				
목				
금				
토				
일				

● 나를 돌아보는 참회문

_____
_____
_____
_____

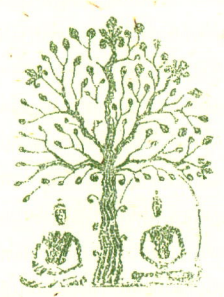

6주간의 108배 도전 일지

- 준비물 : 편안한 복장, 두툼한 방석, 따뜻한 양말 잊지마세요!
- 수련 장소 : 바닥은 따뜻하며 환기가 잘 되는 곳
- 수행 전 적당한 스트레칭은 필수

● 6주 차

요일	목표횟수	실천횟수	수련시간	수련소감
월				
화				
수				
목				
금				
토				
일				

● 나를 돌아보는 참회문

_____
_____
_____
_____